ATIVIDADE FÍSICA NO COTIDIANO

Todo mundo pode se mexer

COLEÇÃO COTIDIANO

ATIVIDADE FÍSICA NO COTIDIANO • RENATA VENERI e CAMILA HIRSCH
CIÊNCIA NO COTIDIANO • NATALIA PASTERNAK e CARLOS ORSI
DIREITO NO COTIDIANO • EDUARDO MUYLAERT
ECONOMIA NO COTIDIANO • ALEXANDRE SCHWARTSMAN
FEMINISMO NO COTIDIANO • MARLI GONÇALVES
FILOSOFIA DO COTIDIANO • LUIZ FELIPE PONDÉ
LONGEVIDADE NO COTIDIANO • MARIZA TAVARES
POLÍTICA NO COTIDIANO • LUIZ FELIPE PONDÉ
PSICOLOGIA NO COTIDIANO • NINA TABOADA
SAÚDE NO COTIDIANO • ARNALDO LICHTENSTEIN
SEXO NO COTIDIANO • CARMITA ABDO

Proibida a reprodução total ou parcial em qualquer mídia sem a autorização escrita da editora.
Os infratores estão sujeitos às penas da lei.

A Editora não é responsável pelo conteúdo deste livro.
As Autoras conhecem os fatos narrados, pelos quais são responsáveis, assim como se responsabilizam pelos juízos emitidos.

Consulte nosso catálogo completo e últimos lançamentos em **www.editoracontexto.com.br**.

ATIVIDADE FÍSICA NO COTIDIANO

Todo mundo pode se mexer

**RENATA VENERI
CAMILA HIRSCH**

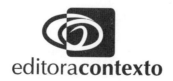
editora**contexto**

Copyright © 2021 das Autoras

Todos os direitos desta edição reservados à
Editora Contexto (Editora Pinsky Ltda.)

Montagem de capa e diagramação
Gustavo S. Vilas Boas

Coordenação de textos
Carla Bassanezi Pinsky

Preparação de textos
Marcelo Nardeli

Revisão
Lilian Aquino

Dados Internacionais de Catalogação na Publicação (CIP)

Veneri, Renata
Atividade física no cotidiano : todo mundo pode se mexer /
Renata Veneri e Camila Hirsch. – São Paulo : Contexto, 2021.
160 p.

ISBN 978-65-5541-032-7

1. Saúde 2. Exercícios físicos 3. Sedentarismo
I. Título II. Hirsch, Camila

21-1254	CDD 613.71

Angélica Ilacqua CRB-8/7057

Índice para catálogo sistemático:
1. Atividade física : Saúde

2021

Editora Contexto
Diretor editorial: *Jaime Pinsky*

Rua Dr. José Elias, 520 – Alto da Lapa
05083-030 – São Paulo – SP
PABX: (11) 3832 5838
contexto@editoracontexto.com.br
www.editoracontexto.com.br

Sumário

INTRODUÇÃO
A VIDA COMEÇA NO CORPO   7

1. FALTA TEMPO   11

   Sedentarismo   15

   Boicotadores e incentivadores 20

   Da teoria à prática   23

2. FALTA GRANA   29

   Os desafios da pandemia de covid-19   36

   O que é realmente necessário
   para se exercitar?   38

3. GRÁVIDA ATIVA 43
   Recomendações e contraindicações 48
   Nada de ficar parada! 51
   Os benefícios da meditação 54
   Hora da retomada 57

4. QUANTO MAIS CEDO, MELHOR 61
   Filho ativo, esportista ou atleta? 71
   A mente do jovem esportista e atleta 82
   E a genética? 85

5. NUNCA É TARDE 87
   Velhice ativa 95

6. PERFEIÇÃO NÃO EXISTE 103
   A perfeição da perfeição que não existe 116

7. ATIVIDADE FÍSICA
   É UM SANTO REMÉDIO 127
   Câncer e atividade física 139

8. O CORPO NOS LEVA LONGE 147

INTRODUÇÃO
A VIDA COMEÇA NO CORPO

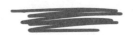

Não diga que não tem grana, que falta tempo, que já passou da idade, que não foi abençoado pela genética, que saúde não é sua prioridade, que não consegue encaixar atividade física na rotina, que tem mais o que fazer, que a gravidez te tirou de vez do *front*, que já casou e não precisa mais conquistar ninguém, que treinar é coisa de desocupado, que o trabalho te impede de se cuidar, que nenhum esporte combina com você, que só rico tem condição de mexer o corpo, que nada te agrada, que não tem jeito, que sente dor, que a preguiça te consome, que os colegas te boicotam, que os parceiros te provocam, que você tem problemas hormonais, que você não nasceu pra coisa, que seu metabolismo é lento, que seus dias são descontrolados, que sua família in-tei-ri-nha tem tendência a engordar, que se não for pra ganhar você nem entra na brincadeira, que depois da terceira gestação nada mais será como antes, que as costas não deixam você se movimentar, que o padrão de beleza está fora do seu alcance, que o passado de inércia te condena, que você viaja muito, que dorme pouco, que não tem coordenação motora, que queria saber correr igual a não sei quem, que odeia acordar cedo, que a culpa é do chefe, que o calor te atrapalha, que o frio te desanima, que detesta academia, que o vizinho é melhor que você, que não começa a malhar porque só tem um dia disponível na semana, que os joelhos são zicados, que os filhos consomem 24 horas do seu dia, que vai estragar o cabelo, que não sei quem tem ciúme, que não gosta de suar, que vai ficar com músculo demais, que tem vergonha de vestir roupa de ginástica, que não tem fôlego, que não consegue ser zen, que sempre teve problemas com a balança e não é agora que vai resolver.

Ao menos uma dessas 50 desculpas você já deve ter usado – ou ouvido alguém usar – em algum momento da vida para justificar o próprio sedentarismo. Mexer o corpo não é luxo: é necessidade. A inatividade agrava doenças, pode te fazer se ausentar do trabalho, ocasiona gastos excessivos com consultas e remédios, inclusive internações e cirurgias. A inatividade te desanima, cansa, faz você dormir mal, sentir dor, comer qualquer coisa, exagerar em drogas lícitas e ilícitas. Estar sedentário te torna alvo de problemas cardíacos, respiratórios, gástricos, endócrinos, vasculares, cerebrais, hormonais, ósseos, musculares, articulares, oncológicos.

A falta de atividade física pode potencializar o surgimento de depressão, transtorno de ansiedade, *burnout*, estresse e distúrbios alimentares. O sedentarismo é uma pandemia: chega a matar até 5 milhões de pessoas e custa cerca de 54 bilhões de dólares por ano em todo o mundo, revelam dados da Organização Mundial da Saúde (OMS).

Você deve estar se perguntando: como faço para sair da inércia? Por onde começar? Qual é a atividade física certa? Quantas vezes por semana preciso me mexer? Por quanto tempo? Preciso treinar intensamente para ser saudável? E se eu tiver algum problema de saúde, posso me exercitar? Se eu for um idoso, vale a pena? Posso me aventurar em modalidades com as quais tive afinidade no passado? Vale a pena me mexer só no fim de semana? Como competir com o mundo moderno e maravilhoso da tecnologia e convencer meus filhos a praticarem algum esporte? E como escolher esse esporte junto com eles? Qual é o segredo para gostar de fazer atividade física?

Não existem pílula milagrosa, simpatia, planilha perfeita, receita infalível de amigo, blogueiro ou musa *fitness*. O que se deve botar na cabeça é que mexer o corpo não é uma escolha, é obrigação, assim como escovar os dentes, comer, dormir, ir à escola, cuidar dos filhos ou trabalhar.

Praticar atividade física não só nos distancia dos problemas de saúde inerentes ao sedentarismo, como também nos aproxima de uma vida mais movimentada, em todos os sentidos. Quem mexe o corpo costuma ter mais paciência, persistência, disciplina e equilíbrio nas tomadas de decisão. Costuma ser mais resiliente e tende a lidar melhor com adversidades e desafios. A autoestima sobe, a produtividade acompanha, o medo impulsiona a coragem, o que parecia impossível fica mais tangível. As ambições se tornam mais claras, viram um incentivo. E isso independe da atividade física que você escolhe, do nível de condicionamento físico que você tem e do seu engajamento naquela prática. As pessoas que se movimentam ficam mais interessantes, para si mesmas e para os outros. Sentem e provocam mais tesão, ampliam a capacidade de ouvir e observar, tornam-se mais flexíveis, aceitam melhor os perrengues da vida. Apesar de cada indivíduo ser único e carregar consigo sentimentos, lembranças, sensações, vivências, dores e realidades, é a partir do nosso corpo que a vida acontece. E ela está sempre em movimento, quer você queira ou não.

1
FALTA TEMPO

"Não tenho tempo para praticar atividade física". Fica aqui um desafio: ao longo de uma semana, cronometre o tempo que você passa, por dia, fuçando as redes sociais de famosos, de amigos, desafetos ou familiares. Não vale mentir!

É claro que tem muita gente que acorda de madrugada, enfrenta o transporte coletivo, demora horas no trânsito, estuda, trabalha e ainda cuida da casa. Também tem quem faça duas faculdades, uma em cada período, e não dispõe de um segundo a mais na agenda. Ou tem dois empregos, ou se desdobra para ser mãe, empreendedora, motorista, bela, recatada e do lar... Por grau de perrengue, vamos começar pela turma que, aparentemente, está sem saída.

Nesse caso, praticar alguma atividade física ou esporte no fim de semana, por exemplo, pode ser uma boa pedida para aliviar o estresse e deixar a saúde minimamente em ordem. A recomendação da OMS para que uma pessoa seja ativa varia de acordo com idade e fase da vida.

• Bebês de até 1 ano devem ser estimulados meia hora por dia – pode ser em uma aula de natação, dentro de uma piscininha caseira, esticando e dobrando braços e pernas, incentivando-os a engatinhar, oferecendo brinquedos, colocando-os de barriga para baixo para que movimentem o pescoço...

- Crianças de 1 a 2 anos precisam de 3 horas diárias de atividade física de qualquer intensidade.
- Dos 2 aos 5 anos, devem movimentar o corpo de forma moderada a vigorosa por 2 horas, todo dia.
- Para crianças de 5 anos até adolescentes de 17, a OMS recomenda 1 hora de atividade física moderada a intensa por dia, incluindo treinos de fortalecimento dos ossos e músculos, pelo menos 3 vezes por semana.
- Dos 18 aos 64, a OMS sugere 150 minutos intensos ou 300 minutos moderados por semana de atividades aeróbicas, e também preconiza sessões de fortalecimento muscular e ósseo por, no mínimo, 2 vezes na semana.
- A partir dos 65 anos, a orientação é a mesma da faixa anterior, incluindo treinos de equilíbrio e respeitando limites inerentes à idade e ao estado físico de cada pessoa.

Para definir o tempo necessário de atividade física por dia para cada faixa etária, a OMS estabelece uma média, levando em conta parâmetros biológicos. O ponto central está no gasto energético. Todo santo dia nosso corpo consome energia para processos vitais como respiração, batimentos cardíacos, digestão, funcionalidade dos órgãos, secreção de enzimas, entre outros. Tudo isso acontece naturalmente, com o indivíduo em repouso. Esse consumo energético diário é chamado *gasto energético basal* ou *metabolismo basal*. O gasto é individual e varia conforme sexo, idade, fatores genéticos, hormônios e índices de massa magra e de gordura. Quanto mais nos movimentamos ao longo do dia, maior será nosso gasto energético total, que é a soma do basal com os "extras" do cotidiano.

O essencial é saber que, independentemente da sua idade, qualquer tempo dedicado à atividade física é melhor do que nada. Se você só tem 10 minutos por dia, ótimo! Tem 30 minutos? Melhor ainda. Durante a semana não vai conseguir de jeito nenhum, e só pode praticar alguma atividade física no sábado ou no domingo? Faça!

Respeite sempre seu atual estado de saúde e condicionamento físico, muscular e articular. Não dá para sair do zero e passar horas debaixo do sol querendo arrasar na pelada com os amigos, dando piques pelo gramado. Também não dá para querer fazer uma corrida vigorosa ou desafiar um camarada com um bom condicionamento físico a competir com você em alguma atividade intensa. Você pode e deve usar o fim de semana para despertar o corpo para o movimento, para colocar sua máquina no modo *on*, mas aja com responsabilidade e segurança, conheça seus limites e respeite-os.

SEDENTARISMO

O sedentarismo não significa somente não praticar algum esporte. Ele se estabelece mesmo quando não realizamos as mínimas atividades físicas. Será que não cabem alguns minutinhos na sua semana para se movimentar? Você depende de transporte público para se locomover? Tem como descer um ponto ou estação antes do destino e caminhar mais do que de costume? Pode usar escada em vez de elevador?

Já pensou em usar uma bicicleta para se deslocar? Seu horário de almoço é mais folgado ou sobra algum intervalo na sua rotina? Tem condição de acordar alguns minutos antes do habitual sem prejuízo do seu sono e descanso? Pequenos ajustes nos seus hábitos diários já são capazes de te resgatar da zona de sedentarismo.

Ter uma vida sedentária é privilegiar condutas passivas em casa, no trabalho, na escola, na faculdade, na hora de brincar com os filhos, de cuidar dos netos, de executar serviços domésticos, de passear com o cachorro, de escolher uma viagem. Todos esses exemplos de atividades podem ser executados com maior ou menor vigor físico. Imagine-se em casa com seus filhos: se todos ficarem nos seus respectivos celulares ou grudados na TV o dia inteiro, no fim das contas ninguém se mexeu. Agora, se decidirem brincar, rastejar, pular, dançar, jogar etc., todo mundo terá se mexido.

O mesmo conceito vale para ambientes corporativos. Tem gente que cria um arsenal de bebidas e comidas em gaveteiros, frigobar ou em espaços em torno da mesa de trabalho. Com o argumento de que o dia será corrido e que não vai dar tempo nem de fazer xixi, deixa tudo ali ao alcance das mãos. Passadas cinco, seis, oito, dez horas de trabalho, a pessoa então se lembra de que, de fato, não se levantou para ir ao banheiro. Além de não ser um comportamento saudável, essa não é a única maneira de garantir produtividade no trabalho. Levantar da cadeira de meia em meia hora, dar uma volta pelo escritório, ir até a mesa de um colega em vez de telefonar no ramal dele, subir ou descer alguns lances de escada, ir até o bebedouro para encher a garrafa de água são hábitos muito bem-vindos para a saúde física e mental, e até a saúde financeira de patrões e empregados. Funcionários estimulados a cuidar da saúde são vantajosos em todos os sentidos: faltam menos ao trabalho, dificilmente são afastados por problemas de saúde, raramente adoecem e costumam produzir mais e, principalmente, melhor.

É fundamental atentar para o seguinte: não adianta passar duas horas na academia e depois ficar inerte, prostrado pelo resto do dia. Estudos mostram que uma pessoa que pratica atividade física regular e se mantém ativa ao longo do dia acumula mais benefícios do que aquela que até se exercita mais, mas fica inativa nas horas seguintes. O ideal é justamente equilibrar tempo de treino, rotina movimentada e bons hábitos de alimentação, sono e relações interpessoais.

Antes de qualquer coisa, escolha uma atividade física, um treino, uma movimentação corporal, uma prática ou um esporte que tenha a ver com você, que te dê prazer, te desafie, te deixe com vontade de repetir. Para a atividade física acontecer, basta nos movimentarmos e gastarmos mais energia do que se estivéssemos parados.

Movimentação corporal é qualquer mexidinha que a gente faz, recrutando as diversas partes do corpo responsáveis por nos levantar, caminhar, empurrar uma porta, abrir uma janela, entrar no carro, descer do ônibus, subir uma escada, pegar um produto na prateleira, fazer faxina etc. Treinar é executar e aprimorar movimentos que envolvem destreza e coordenação. É o ato de desenvolver determinadas capacidades físicas com planejamento, progressão e objetivos num período predeterminado. O treino requer dedicação exclusiva e impõe uma lógica que inclui aquecer o corpo, executar a ação (correr, nadar, dançar, malhar na academia etc.) e finalizá-la. Do começo ao final do treino, independentemente do tempo e do esforço, o indivíduo está exercitando corpo e mente em sintonia e sincronia. Prática esportiva é tudo aquilo que envolve uma modalidade específica, seja recreativa ou profissional, feita em grupo ou individualmente. Apesar de não serem sinônimos, nesta nossa jornada juntos reconhecemos que todos esses tipos de atividade física nos garantem vida ativa e nos afastam do sedentarismo.

A atividade física tem de entrar na sua vida como algo positivo, gostoso. Quando escolhemos algo que nos envolve, por mais desgastante fisicamente que possa ser, isso nos traz um ganho mental e emocional fundamentais para a nossa saúde. Quando a gente vence a barreira da obrigação, tudo fica mais legal e longevo. Não adianta ir na onda do vizinho, da namorada, do professor: experimente e escolha sua própria atividade. E se não achar algo que te conquiste, tenha um pouco de paciência e insista, ou busque alternativas. Uma coisa é certa: você precisa se movimentar. Assim, é fundamental ficar longe dos boicotadores e trazer para perto de si os incentivadores.

BOICOTADORES E INCENTIVADORES

O boicotador é alguém que sempre tem uma observação negativa a fazer sobre a atividade física que você escolheu, a rotina que você criou, o tempo que você dedica àquela novidade, sobre metas, desejos, ambições, conquistas. Ele nem sempre percebe que está sendo inconveniente e chato, e muitas vezes não age com maldade. Muitos boicotadores são pessoas próximas que não entendem por que você mudou de atitude e agora acha que vai "virar um atleta". Eles também podem agir por carência antecipada, ao saber que você se ausentará mais, se preocupará mais consigo próprio, estará menos disponível para eles.

O boicotador também é aquele que todo dia leva um lanchinho calórico "especial" para compartilhar e confraternizar com a turma da empresa, e que não se conforma com as suas mudanças de hábitos alimentares pessoais. Ele sabe que você está tentando equilibrar o que come e o que gasta ao longo do dia, mas só consegue pensar na sua ingratidão e em como você virou "um chato *fitness*". Há, claro, os que querem te boicotar porque já são autossabotadores e, diferentemente de você, ainda não conseguiram mudar os próprios hábitos.

Tem também o sedentário convicto, que não pode nem ouvir falar em atividade física e alimentação balanceada que fica nervoso e te diz que "isso aí não adianta nada". E, por último, há o "sabotador raiz", aquele que morre de inveja da sua força de vontade e adoraria ter a mesma iniciativa, mas prefere te mandar "más energias". Essas pessoas existem (aos montes!), e precisamos aprender a nos blindar contra suas influências.

Quem gosta de realizar atividade física, está acostumado com a prática esportiva, se mexe e gosta, normalmente já está vacinado contra os boicotadores. Mas quem está começando a alterar a rotina, iniciando um processo de mudança de hábitos tão necessário para ter longevidade e saúde, pode ser mais vulnerável e se render aos apelos do boicotador. Por isso, é fundamental que essa figura seja logo identificada. Não é raro que ela também precise mudar seus próprios hábitos. Quem sabe você não é capaz de ajudá-la?

De um lado, o boicotador. Do outro, o incentivador, aquele que elogia, pergunta como você tem feito para mexer na rotina, quer saber como andam os treinos, as refeições, a evolução na atividade que você tem realizado. Nem sempre esse incentivador é um praticante também: muitos estão sedentários, mas são curiosos e podem ser inspirados por você: "Se ele conseguiu, eu também consigo". É uma via de mão dupla: você vira um incentivador do seu incentivador, e ambos saem ganhando.

DA TEORIA À PRÁTICA

Por onde começar, afinal? Durante quanto tempo e com qual frequência? Onde? Duas, três vezes por semana já é um bom ponto de partida. Melhor um ano inteiro praticando atividade física três vezes por semana do que começar de forma empolgada, de segunda a sexta-feira, e parar três meses depois. Desenvolver o hábito e organizar uma rotina são fatores fundamentais. Estabelecer um tempo para cada treino também. Com 50 minutos você é capaz de fazer uma sessão completa:

1. Aquecimento para despertar o corpo.
2. Movimentos específicos, com estímulos neurais (raciocínio e comando) e estímulos musculoesqueléticos, que preparam o corpo para a parte principal.
3. Treino principal.

Se não tem esse tempo todo, nada de desistir! Com 15 a 20 minutos, já é possível fazer alguma coisa. Você pode usar esse tempo para se dedicar a uma atividade aeróbica, como caminhar, correr, nadar, remar, subir escada, usar o aparelho elíptico na academia, pular corda etc. Outra opção é trabalhar exclusivamente uma parte do corpo, somente os glúteos, ou as pernas, ou os braços, ou o centro do corpo – conhecido como *core* ("núcleo", em inglês), região referida como o centro de gravidade do corpo (quadril, lombar, abdômen e pélvis) e cuja finalidade é manter nossa estabilidade. Também é possível treinar esses grupos musculares fazendo uma série para cada um, aproveitando os 15 a 20 minutos que você tem disponível.

O importante é atentar para o que você já fez ao longo da semana e para o que ainda falta "malhar". Ter uma referência e cumprir as metas que você mesmo estabeleceu te deixa no controle da situação: você passa a ter domínio sobre o seu tempo, e não o contrário.

Se você topou deixar o celular de lado e percebeu que consegue reservar 30, 35 ou até 40 minutos para praticar alguma atividade física, dá para juntar um treino aeróbico com um de força, dedicando-se com empenho em cada um, separadamente. Mas se você é daquele tipo que não larga o celular para nada e fica checando a tela de minuto em minuto, tirando foto, parando para escolher uma música, conversando sem necessidade com algum aplicativo, atendendo ligação ou trocando mensagens constantemente, atenção: tudo isso te atrapalha e pode te deixar mais distante de desafios e metas importantes. Quanto maior o foco, quanto mais você prestar atenção na técnica, quanto mais envolvimento existir com a atividade, maiores os ganhos físicos, mentais, neurais, motores e emocionais. Seus sentidos ficam mais aguçados, seu poder de concentração cresce e você consegue até mesmo economizar energia, canalizando seu potencial para a execução atenta do movimento.

Estudos mostram que treinar com dedicação e percepção faz diferença na qualidade daquilo que se pratica. É verdade que muita gente faz cada vez mais coisas ao mesmo tempo. Indivíduos de gerações mais novas estudam ouvindo música, gravam vídeos falando sozinhos, entre outras atividades simultâneas. No entanto, a ciência já indica que a dispersão pode comprometer ganhos no que diz respeito à prática esportiva.

O que determina o grau de dificuldade de um movimento é a quantidade de articulações e músculos envolvidos para que ele aconteça, bem como as conexões nervosas e cerebrais requisitadas. Os tipos de movimentação (estática, em leve movimento, em deslocamento, com ou sem peso, com ou sem salto, em velocidade etc.), o nível de habilidade desejável e coordenação motora também influenciam no grau de dificuldade de um movimento.

A boa notícia é que tudo é "treinável". Para qualquer tipo de modalidade esportiva ou atividade física, depende-se do tipo de treino, do objetivo e das características pessoais de quem pratica. Ninguém precisa ficar bitolado, sem olhar para o lado durante uma sessão inteira de treino, tampouco é proibido praticar atividade física ouvindo música. Estar atento no momento do aprendizado é o fundamental. Quando subimos numa bicicleta pela primeira vez, estamos completamente focados. A partir do momento em que incorporamos aquele aprendizado, o resto acontece quase por inércia. Não ache que, porque tem de prestar atenção naquilo que está fazendo, deve deixar de bater um papo rápido com um colega de treino, ou ignorar as pessoas que passam por você, ou virar aquele tipo radical, chato e monotemático. Descontração, leveza e bom humor na dose certa tornam o treino mais prazeroso e eficiente.

Vale reforçar: não deixe que a opinião de outras pessoas (mesmo as mais queridas) interfira na sua rotina ou te afaste da prática esportiva. Quando alguém disser que "20 minutos não servem pra nada", finja que não ouviu e saia de perto. Se preferir, responda à altura: "20 minutos são 20 minutos!". Você vai sair mais forte, física e mentalmente. Também há aquelas que falam que "meia hora de circuito é ridículo". Trinta minutos de atividade física é bem diferente de 30 minutos sentado à espera de um milagre para a sua saúde. Quando finalmente encaixamos a atividade física na rotina e começamos a sentir seus efeitos positivos, passamos a perceber que estamos ganhando tempo: treinar revigora e também ajuda a descansar.

Praticar uma atividade física ou um esporte cotidianamente nos torna mais zelosos em relação a outros aspectos que interferem diretamente na nossa saúde, como a alimentação. Quando mantemos o pé dentro da atividade física e não a abandonamos de vez, fica mais fácil segurar a boca para não cometer excessos com gulodices, bebidas alcoólicas etc. Quando renunciamos ao exercício físico, acabamos renunciando também a outras atitudes diárias que nos garantem qualidade de vida. Sempre há tempo e sempre é tempo de se atentar para tudo isso e mudar os hábitos.

2
FALTA GRANA

Não é verdade que "atividade física é coisa de rico". É evidente que dinheiro sempre ajuda, mas tem um monte de gente sem grana que se vira e se cuida muito mais do que os ricaços. O inverso também é verdadeiro, mas nossa reflexão aqui é a seguinte: não espere ter dinheiro para começar a se cuidar. Não espere um cenário perfeito, com tudo em ordem. Isso é praticamente impossível.

Há infinitas possibilidades de movimentação corporal que só dependem da gente. Quem vem de uma família ou comunidade com cultura e espírito esportivos faz de qualquer cenário um palco para mexer o corpo. Na areia da praia, no mar, na lama, pela rua, na grama do vizinho, com tabelas improvisadas de basquete com redes surradas, com bolas emprestadas, tacos e raquetes caseiros, com aquela prancha de isopor que quase racha na quebra de uma onda um pouco mais forte. Dá para pular corda, amarrar elástico em árvores e caminhar de um lado para o outro como um equilibrista, juntar frascos de produtos de limpeza num cabo de vassoura e usar como halteres para fazer agachamento, sentar e levantar da cadeira dezenas de vezes, usar equipamentos de praças públicas, fazer flexão na sala de casa, mandar ver nos abdominais, jogar o filho pra cima, carregar a mãe no colo. O movimento físico também desperta acolhimento, amor, companheirismo. E tudo isso é de graça! Quando há vontade e incentivo, sempre é possível praticar algum esporte, dançar, mexer o corpo, treinar.

Comece pelos ambientes disponíveis, assim você já começa a ter uma ideia do que está ao seu alcance – claro, contando sempre com um mínimo de boa vontade e disciplina da sua parte. É possível se movimentar em parques, praças, na rua, na praia, numa lagoa, numa represa, na montanha, no pico, na trilha, na estrada, na mata, numa pista de terra, de asfalto, de cascalho. Também dá para mexer o corpo dentro de casa ou do apartamento, no escritório, no consultório, num ginásio. E ainda temos à disposição na internet vídeos e aplicativos capazes de nos ajudar a sacudir o corpo. Lugar é que não falta, mas o que fazer?

Caminhar, correr, dançar, nadar, andar de bicicleta, pular corda sozinho ou em turma, jogar basquete, vôlei, tênis, frescobol, handebol, queimada, *rugby*, raquetinha, taco, *frisbee*. Patinar, andar de *skate*, rebolar no bambolê, fazer barra, pular elástico, subir e descer escadas. Andar na areia fofa, caminhar dentro da água, remar, surfar. Usar bancos para subir e descer, fazer abdominais, flexões de braço; usar o meio-fio como um *step*; árvores para alongamentos ou para desenvolver movimentos de elevação das pernas; experimentar paredes de escalada para treinar flexibilidade, mobilidade e equilíbrio. Fazer polichinelo, estender a toalha na grama e praticar ioga, subir e descer rampas devagar e rápido. Jogar capoeira, brincar de bobinho, cabra-cega, amarelinha, corre cotia, fazer tai chi chuan, aprender uma arte marcial. Promover um circuito intercalando corrida, agachamento, ponte-estabilização (exercício estático que trabalha força e estabilidade, executado com o peso do próprio corpo, em posições sempre paralelas ao chão), barra, abdominal, flexão, deslocamento (exercícios de movimentação rápida, como deslocamentos curtos de um ponto a outro, mexendo o corpo para frente, para trás e de um lado ao outro, como se estivesse driblando), avanço (que são variações do agachamento, deixando uma perna na frente e outra atrás, em movimentos bem concentrados), movimentos de força, de salto, de equilíbrio e com elásticos. As possibilidades são infinitas (e muitas delas de graça!), porque delas surgem outras ramificações e milhares de diferentes combinações. Todas, vale lembrar, dependem daquele mínimo de vontade. Não coloque a culpa na falta de grana, porque ela pode ser um empecilho, mas não o suficiente para te impedir de se exercitar.

Neste momento, talvez você esteja pensando que não tem grana para baixar aplicativo ou para assistir a vídeos da internet. Procure um lugar que ofereça internet grátis e faça o *download* do que for possível rodar off-line. Não tem bola? Uma bolinha de plástico está valendo! No caso dos fumantes, deixe de comprar um maço de cigarro e leve aquela bola baratinha. Não quer saber de ninguém mandando você parar de fumar? Tudo bem, fume menos e terá uns reais de sobra para comprar a bola. Nunca chegou perto de uma prancha? Mas gostaria? Veja se existe uma escola de *surf* perto de você que possa te acolher. Há diversas organizações em diferentes cidades do Brasil promovendo (gratuitamente) atividades físicas como forma de educar, sociabilizar, entreter, condicionar física e mentalmente crianças, jovens, adultos e idosos.

Para quem não tem tudo à mão, já está claro que com a atividade física também não será diferente, será mais trabalhoso. Mas, apesar dos percalços, no fim das contas você terá a certeza de que valeu a pena. Se serve de consolo, não é só a falta de dinheiro que afasta as pessoas da prática de exercício físico. O afastamento pode ocorrer ao envelhecer, quando o corpo deixa de responder como antes; ao tomar um fora e entrar num processo de separação doloroso; quando o excesso de trabalho consume corpo e alma; ao surgir uma doença; quando um filho sofre de um problema grave; quando alguém querido morre. Contudo, quem consegue um tempinho para mexer o corpo produz endorfina, serotonina e dopamina, entre outros, que são substâncias capazes de trazer alegria, felicidade, esperança e a sensação de relaxamento e bem-estar. A pessoa sente mais prazer, fica mais otimista, eleva a autoestima. Tudo isso a torna mais capaz de enfrentar problemas como a própria falta de dinheiro, com mais garra e coragem.

Psicólogos e psicoterapeutas são unânimes em dizer que quem cuida de si é capaz de cuidar melhor dos outros. Ou seja, é fundamental que as pessoas sigam cuidando da própria saúde e ajudem os indivíduos do seu entorno a fazer o mesmo. Praticar atividade física não tem nada de oba-oba: trata-se de cuidar da saúde, prevenir e resolver problemas. Ninguém está propondo que você finja que tudo está perfeito: nosso convite é para você parar, se olhar profundamente no espelho (aliás, há quanto tempo você não faz isso para valer?), entender o que vê, se orgulhar e partir para a ação.

OS DESAFIOS DA PANDEMIA DE COVID-19

A pandemia de covid-19 paralisou o mundo e escancarou o que a ciência já revela há décadas: sem saúde, nada funciona! Quem já era sedentário se viu ameaçado pelos efeitos devastadores do vírus. Quem já se mexia precisou encontrar uma nova rotina de treino. Quem ia à academia ou recebia o treinador em casa se viu obrigado a abrir mão desses privilégios. Quem só tinha espaços públicos à disposição também ficou sem essa alternativa. Contudo, o que se viu no mundo inteiro foi uma infinidade de pessoas se movimentando dentro de casa: na mansão, na quitinete, no jardim, no quarto, na cozinha, no banheiro, em *lofts*, coberturas, garagens, escadas de prédio. Usaram a parede, a porta, um sofá, uma cadeira, aquele banquinho que serve de apoio para colocar vasinho de planta. Ah, o vasinho de planta! Até ele, junto com botijões de gás para os mais ousados, serviram de estímulo para quem só precisava de um pouco de alegria e movimento em tempos tão estranhos. Sem halteres, barras, máquinas, caneleiras, quadras, esteiras, barras na beira de calçadões, bicicletas ergométricas e toda aquela diversidade de acessórios e equipamentos profissionais, o que as pessoas fizeram? Improvisaram, usaram a criatividade e montaram verdadeiros arsenais de malhação *indoor*. Esse fenômeno incluiu não só quem já praticava algum tipo de atividade física, mas também quem ensaiava começar há tempos, ou aqueles que sabiam que deveriam se mexer, mas não sabiam por onde começar.

A clausura, quem diria, despertou em muita gente reflexões profundas sobre o que estamos fazendo com nosso corpo, nosso tempo, nossa saúde, nossos desejos. O que a gente acha que deve ser prioridade e o que estamos, de fato, priorizando? Como estamos tratando nossas relações pessoais e profissionais? Como estamos nos relacionando com nossos filhos? O que temos feito para o mundo ser mais acolhedor, sociável, humanitário? Entre uma reflexão e outra, um trabalho e outro, um perrengue e outro, uma lição de casa e outra, muitos seguiram com os seus instrumentos de malhação improvisados. A impressão é de que o apego por esses objetos, que serviram de terapia física e emocional durante meses a fio, acabou evidenciando uma nova forma de cuidar do corpo e, consequentemente, da saúde como um todo. Teve até gente descobrindo talentos que nem imaginava ter, formas diferentes de mexer o corpo que se revelaram mais eficazes do que as realizadas antes da quarentena.

O QUE É REALMENTE NECESSÁRIO PARA SE EXERCITAR?

Você acha que pagar uma academia era a única forma de ter um treino para chamar de seu? Isso é um mito. Tem gente que tem dinheiro para frequentar academia, boxe de *crossfit*, aula de dança, estúdio de pilates, ioga, mas prefere treinar ao ar livre, num parque, numa praça. Isso pode acontecer com ou sem um professor do lado. Sem dúvidas, o ideal seria ter um instrutor junto durante o treino. Assim como um nutricionista. E um fisioterapeuta para te ajudar a prevenir lesões? Seria lindo! No entanto, não é só assim que a coisa funciona. Você pode treinar para valer, de forma séria e eficiente, se colocar na cabeça que quer se cuidar, se estabelecer metas e se propor a evoluir.

O primeiro passo é entender o que você pode fazer dentro das suas possibilidades, saber exatamente de quanto tempo você dispõe e ter uma mínima noção de quais são as suas preferências no que se refere à atividade física. Ter prazer naquilo que se faz é condição número zero para garantir longevidade à prática. Não adianta ir na onda dos outros. Modismos podem ser bem-vindos para despertar o interesse, mas se não fizer sentido para você, saia fora e busque outra coisa com a qual você tenha real afinidade. Só não desista porque "aquilo que todo mundo faz" não tem nada a ver com você. Sempre existe alguma coisa capaz de despertar seu interesse e entusiasmo.

Também não ache que, se você não tem aquele tênis de última geração, o relógio que conta até o número de vezes que você pisca (é brincadeira: ainda não existe esse modelo), o *top* da melhor tenista de todos os tempos, um frequencímetro específico ou a bicicleta mais cara que um carro, você está fadado a ser sedentário e doente. Acessórios não desempenham nada sozinhos. É claro que ajudam e são importantes, mas não são decisivos para você se movimentar, treinar, aprender e evoluir. Não espere por eles para começar a se mexer.

Se julgar muito necessário, procure saber de alguém que está trocando algum desses acessórios por um modelo mais novo e peça o antigo emprestado ou compre por um preço mais baixo. Esse movimento de procurar alternativas mais acessíveis (e baratas!) tem crescido mundo afora e vem contribuindo para comportamentos mais conscientes, o chamado "consumo responsável". Aquele tênis que hoje está em promoção já esteve na prateleira como a última novidade. A mania equivocada de achar que tudo que é mais caro é melhor também dificulta a prática de atividade física, pois fortalece o poder do dinheiro como fator decisivo para se exercitar.

Outra coisa importante: não é só quem come chia da Índia, grão de quinoa dourada moído cinco vezes ou bebe suco *detox* de alfafa, alfarroba e clorofila que vai conseguir manter o peso e estar saudável. Esse desserviço prestado pela indústria sabotadora do "comportamento *fitness*" não pode te convencer e te tirar do foco. A gente sabe muito bem que fritura não é legal, assim como exagerar na massa, no açúcar, no refrigerante, no álcool e nos embutidos. Risoto na segunda, filé à milanesa na terça, lasanha na quarta, estrogonofe na quinta, frango a passarinho na sexta, hambúrguer no sábado e pizza no domingo não é o cardápio adequado para quem se preocupa minimamente com a própria saúde. Isso não significa que você nunca mais vai sentir prazer em comer. De jeito nenhum! O que se deve fazer é equilibrar, dosar, estabelecer uma rotina alimentar minimamente saudável. Isso nada tem a ver com receitas milagrosas ou produtos caros anunciados como "solução".

Comer saudável não significa gastar muito dinheiro. Frutas, legumes e hortaliças da estação são mais baratos que muita refeição pronta (os *ultraprocessados*) ou marmita, cuja procedência dos ingredientes e modo de preparo nem sempre é possível saber. Então é botar a mão na massa. Passou da hora de deixar pra trás aquele pensamento de que é uma chatice cozinhar. Quanto mais caseiro e menos industrializado o alimento, melhor para a saúde. Ninguém melhor do que nós mesmos para saber o que, de fato, está sendo colocado na panela e será servido no prato.

3
GRÁVIDA ATIVA

A natureza é sábia e o corpo humano é absolutamente fantástico. É nele e a partir dele que a vida toma forma. No momento em que o espermatozoide fecunda o óvulo com sucesso, o organismo da mulher começa uma escalada de transformações que vão mudar a vida dela para sempre. Em todos os sentidos.

Com ou sem grana, feliz ou triste, magra ou gorda, casada ou solteira, mais jovem ou mais velha, baixa ou alta, ativa ou sedentária, com ou sem trabalho, mais ou menos livre, essa nova mãe precisará estar com a casa minimamente arrumada para poder receber, acolher e nutrir essa novidade. Não existe modelo pronto de maternidade: cada mulher vivenciará a sua, de acordo com a vida que leva e com as escolhas que faz. O que a ciência sabe é que quanto mais essa mulher estiver em equilíbrio, melhor para ela e para o bebê (dentro e fora da barriga).

Os nove meses de gestação são divididos em trimestres: a cada três meses o corpo da mulher e a formação do bebê mudam e se adaptam um ao outro. O esqueleto feminino recebe hormônios que afrouxam ligamentos e permitem ajustes mais adequados às variações de peso e tamanho. A mecânica e a biomecânica se alteram, e o aumento do peso do útero e o do volume das mamas acabam mexendo com o centro de gravidade do corpo da mulher, obrigando o sistema nervoso central a reorganizar os comandos de equilíbrio. Nesse reajuste postural, a gestante pode acabar acentuando ângulos lombares, cervicais, pélvicos e ainda alterar as articulações dos quadris, joelhos e tornozelos. Mas tudo isso é inerente ao processo e ocorre de forma orgânica e gradativa.

Os primeiros três meses da gravidez costumam ser os mais desafiadores, tanto em função das intensas e inúmeras mudanças no corpo da mulher como pelas preocupações em relação à formação do feto e à capacidade de cuidar de um novo ser humano prestes a nascer. A gestante costuma sentir mais sono e cansaço, variar entre muita fome e fome nenhuma (incluindo longos períodos de vômitos e enjoos), desejar comidas esquisitas ou combinações alimentares exóticas, ter cólicas, sentir os seios incharem, mudar repentinamente de humor, fazer xixi sem parar, ficar com o intestino preso. Muitas ouvem que nesse período o ideal é ficar quietinha, em repouso. Isso é verdade?

As mulheres não precisam e não devem ficar paradas esperando tudo isso acontecer: quanto mais se movimentarem, mais rapidamente irão se adaptar. Mexer o corpo libera substâncias anti-inflamatórias que aprimoram o metabolismo da mãe e a formação da placenta. Um importante estudo feito nos Estados Unidos, apenas em animais, mostrou que a prática de exercício físico deixa a placenta mais irrigada e oxigenada, facilitando o transporte de nutrientes e oxigênio para o bebê. Os benefícios da atividade física não são exclusivos para o tempo de gestação: eles se estendem para o momento do parto e para os meses seguintes ao nascimento do bebê. Segundo a OMS, o tempo de atividade física indicado para as grávidas se manterem ativas segue o mesmo padrão dos adultos: pelo menos duas horas e meia por semana de exercício aeróbico moderado – aquele que eleva a frequência cardíaca sem necessariamente causar exaustão. Mexer o corpo também evita o ganho excessivo de peso, fortalece a musculatura, melhora a circulação sanguínea, previne câimbras, varizes e inchaços exagerados, controla dores musculares e articulares e garante mais disposição às futuras mães, afastando o surgimento da depressão durante a gravidez e no pós-parto. Como a mãe está umbilicalmente ligada ao filho, tudo o que ela faz reflete no bebê. O exercício físico previne o desenvolvimento de diabetes gestacional, que pode levar a criança a nascer com peso muito acima da média. Também protege contra a hipertensão, que eleva os riscos de parto prematuro e de o bebê nascer com peso abaixo do normal.

Médicos explicam que, em geral, grávidas podem e devem praticar atividade física se estiverem se sentindo bem, se não apresentarem nenhum tipo de sangramento ou incômodo exagerado de qualquer tipo e se o feto estiver evoluindo de forma adequada, dentro da normalidade. Há outras razões que merecem investigação e acompanhamento especial: quando um exame de ultrassom detecta colo uterino encurtado precocemente, em caso de placenta prévia e em grávidas com doenças ou alterações cardíacas, pulmonares e de pressão arterial. Mas, atenção, isso não significa que a mulher não poderá praticar *nenhum* tipo de atividade durante toda a gestação. Há casos em que a mulher fica em repouso no começo e, depois de tudo resolvido, volta a se mexer sem dificuldade ou risco. Também pode acontecer de ela ser ativa demais, precisar diminuir um pouco o ritmo das atividades físicas ou mesmo parar, mas depois retomá-las em outro nível. Muitas trocam de modalidade para se sentirem mais confortáveis e seguras. Tudo isso deve ser ajustado levando em conta as particularidades dessa mulher: idade, relação prévia com atividade física, rotina, hábitos, interesses, limitações.

RECOMENDAÇÕES E CONTRAINDICAÇÕES

Apesar de não haver nenhuma atividade física de fato proibida para uma gestante, existem algumas não recomendáveis. Por exemplo, mergulhar com cilindro deve ser evitado, já que o feto ainda não tem proteção contra as mudanças de pressão. Esquiar, surfar e montar a cavalo exigem cuidado: a gravidez muda o centro de gravidade da mulher e ela pode se desequilibrar e cair com mais facilidade. Inclusive, algumas gestantes ativas preferem trocar a bicicleta de rua por um modelo *indoor*, onde não correm risco de cair. No caso de usarem a opção para ambientes fechados, é preciso estar atento ao período final da gestação, quando os joelhos começam a bater na barriga, tornando a prática desconfortável ou mesmo inviável. Deve-se também analisar com cuidado se é o caso de a gestante continuar participando de jogos coletivos com bola que geram muito contato físico, pancadas, quedas, rolamentos, saltos. O mesmo deve ocorrer com relação às artes marciais, com movimentos de socos, chutes, golpes e rasteiras.

Grávidas, acalmem-se: não achem que se não puderem mais fazer aquilo que fazem há anos não terão outra opção. Respirem profundamente e sejam bem-vindas ao período de maior exigência física, logística e emocional de toda a sua vida. É uma ótima oportunidade de pôr em prática conceitos lindos, mas tão banalizados ultimamente, como resiliência, gratidão, foco e empatia.

Em geral, quem já está acostumada a realizar exercícios deve continuar com a rotina normal, sejam modalidades aeróbicas, anaeróbicas, de fortalecimento, alongamento dentro ou fora da água etc. Só não é necessário nem recomendável incrementar a intensidade desses movimentos, estabelecer metas mais ousadas, acrescentar pesos. Tampouco se arriscar a fazer esportes muito radicais. Ao longo da gestação, os batimentos cardíacos costumam aumentar, assim como episódios leves ou severos de falta de ar. Crescem também as chances de lesões articulares, pois o aumento da progesterona, hormônio liberado em maior quantidade durante a gravidez, leva à frouxidão dos ligamentos e à maior instabilidade nas articulações. Além da questão hormonal, o aumento do volume sanguíneo e de líquidos circulantes pelo corpo – responsáveis pelo crescimento do útero e por suprir as necessidades do feto – também explicam essas alterações. Além de seguir a rotina fazendo os ajustes necessários, é preciso prestar atenção àquilo que dá prazer, anima, relaxa.

NADA DE FICAR PARADA!

Para quem está sedentária, a recomendação é a mesma: mexa-se! Mas sem querer virar atleta, experimentar modalidades esportivas nunca antes praticadas ou entrar em dietas mirabolantes. O controle de peso é fundamental para a saúde da mãe e do bebê, mas as orientações devem vir dos profissionais da área, e não da vizinha, da irmã da cunhada do padrasto, da colega de trabalho. A sedentária que engravida não pode achar que está fadada à inércia ou que não será capaz de movimentar o corpo. Uma bela caminhada diária vigorosa aliada a exercícios de fortalecimento específicos para essa fase da vida são muito bem-vindos e certamente trarão resultados positivos para quem ainda não estava acostumada a se mexer. Tudo isso, vale repetir, devidamente acompanhado e orientado pelo médico.

Para as mulheres que treinam muito e não se imaginam abrindo mão da rotina esportiva, é fundamental conversar bastante com o médico e o treinador físico. Além disso, "escutem" o seu corpo, para poderem tomar as melhores decisões quanto à sua rotina de atividades. Antes de mudarem a prática de costume porque "uma amiga disse que soube de alguém que teve um problema", avaliem se esse caso se aplica mesmo a você. Talvez não precisem parar de vez, apenas ajustar local, intensidade e volume de treino.

A atividade física bem direcionada e acompanhada feita por mulheres que não têm nenhuma restrição continua sendo importante até o final, apesar do desconforto e cansaço crescentes em decorrência do aumento da barriga e do ganho de peso. As grávidas podem seguir fazendo seus exercícios cardiovasculares num ritmo agradável, com cuidado e sem cobranças. Também devem continuar nadando, fazendo hidroginástica, *deep running* (corrida dentro d'água feita com auxílio de acessórios que mantêm o corpo suspenso, zerando impacto e mantendo a frequência cardíaca em trabalho constante), praticando ioga, pilates, entre outras atividades. Nesses dois últimos exemplos, é importante lembrar que a familiaridade com a prática faz toda a diferença. Ambas fortalecem músculos, cuidam das articulações e costumam gerar sensações de tranquilidade e relaxamento, mas não é uma boa ideia começar a fazê-las de uma hora para outra e mesmo quem pratica ioga ou pilates há anos precisa ter cuidado: movimentar-se como se não tivesse um bebê na barriga não é aconselhável. Inclusive, há algumas posturas e torções em diferentes modalidades de ioga impossíveis de serem executadas com um barrigão. Quem pratica ioga sabe que a atividade vai abrindo espaços pelo corpo, mas com um bebê lá dentro, há partes que já estarão completamente ocupadas. É fundamental que a gestante busque informação e que inicialmente não se prive de nada. Quer experimentar? Vai lá, experimente, veja como o corpo se comporta, veja como se sente. Não há padrão. Cada mulher vai reagir de um jeito. Do seu jeito. Contudo, é preciso estar sempre atenta aos movimentos, respeitando os próprios limites, observando se aquele momento é algo prazeroso para a cabeça, para o coração e para o corpo.

OS BENEFÍCIOS DA MEDITAÇÃO

Não existe razão sem emoção, e vice-versa. Portanto, cuidar dos níveis de estresse e regular paciência e grau de tolerância também são medidas essenciais. Quem costuma ajudar nisso tudo é a respiração, e há diferentes técnicas capazes de auxiliar no controle de toda a ebulição química vivida pela gestante.

Meditar, por exemplo, não tem nenhuma contraindicação e pode ser feito de diversas formas e de acordo com a realidade de cada uma. Quem já medita certamente não terá dificuldade em continuar a fazê-lo na gravidez. Quem ainda não experimentou pode até torcer o nariz e duvidar da eficácia, mas não há nada a perder. Pelo contrário: diferentes estudos mostram os efeitos benéficos da meditação para o ser humano e outros tantos analisam especificamente as vantagens para as grávidas. Há muitas definições e modismos em torno do tema, mas estudiosos explicam que meditar significa, essencialmente, atentar para a respiração e para os sentidos do corpo, criar uma sensação de calma e plenitude e sentir que se está presente naquilo que está acontecendo. A respiração entra em outro ritmo e faz baixar frequência e pressão cardíacas. Há melhora na circulação e na oxigenação do organismo. Os níveis de energia recebem uma espécie de recarga, potencializando o estado de calmaria e tranquilidade.

Esse descanso físico e emocional pode ajudar a combater a insônia, lidar com mudanças de humor, fortalecer o sistema imunológico e permitir maior tolerância à dor no momento do parto. As orientações para as gestantes que pretendem experimentar a meditação são: encontre uma posição confortável – sentada ou deitada – e pratique a meditação sempre no mesmo lugar e horário, assim fica mais fácil manter o padrão e a regularidade.

Outro exercício muitíssimo bem-vindo para as grávidas – e para todas as pessoas, em qualquer fase da vida – é a ginástica para o assoalho pélvico. Tem muita gente que nunca ouviu falar do pobre coitado (mas deveria!). O assoalho pélvico é uma estrutura composta por músculos, fáscias, tecidos e ossos responsável por sustentar os órgãos que estão na região do baixo abdômen (bexiga, útero, reto e intestino). Fortalecê-lo é fundamental para a gestante prevenir hemorroidas, suportar o peso extra, ajudar nos ajustes da pelve e garantir força extra nas contrações e relaxamentos durante o trabalho de parto. Quem se submete à cesariana também se vale dos benefícios da fisioterapia para o assoalho pélvico, podendo se recuperar da cirurgia mais rapidamente e com menos dor.

HORA DA RETOMADA

Falando em recuperação, muitas mulheres ficam se perguntando quando terão de volta o corpo de antes da gravidez. A resposta de médicos e treinadores costuma ser a mesma: cada pessoa tem seu tempo e sua capacidade, sendo impossível prever um prazo médio para que isso aconteça. Também não é possível afirmar que o corpo voltará a ficar igualzinho ao de nove meses antes – o que não quer dizer que vá ficar pior, seja na aparência, na potência, na técnica, no condicionamento físico.

Se estiver tudo bem com mãe e bebê, introduzir caminhadas leves na rotina é totalmente indicado tão logo a mulher se sinta segura. Ela precisa se lembrar de todas as transformações pelas quais passou e ter paciência e tranquilidade para retomar suas atividades de forma gradativa. Normalmente, em dois meses depois do parto (normal ou cesárea), os médicos já costumam liberar suas pacientes para retornar às suas atividades físicas aeróbicas preferidas, sempre respeitando as condições particulares do momento. No caso de exercícios de fortalecimento, com pesos e cargas, é prudente conversar detalhadamente com ginecologista, obstetra e treinador, para entender o que dá e o que não dá para fazer. Outra questão fundamental é a amamentação. Todos conhecem os benefícios do aleitamento materno para a saúde do bebê, e tudo o que estiver ao alcance da mãe para amamentar da melhor forma possível deverá ser feito. Existem alguns questionamentos sobre se a atividade física pode prejudicar ou até mesmo inibir a produção de leite. Médicos ginecologistas e pediatras explicam que não há na literatura nada que justifique o temor das mulheres em relação a isso. A recomendação é que, ao fazer atividade física, a mãe esteja sempre muito bem hidratada e use *tops* esportivos adequados, resistentes, confortáveis e do tamanho certo para a saúde das mamas. De novo: o que se recomenda é que a mulher volte a treinar de forma leve, respeitando os limites do próprio corpo, sem pressa.

Para quem quer saber se é verdade que a amamentação emagrece, a explicação é a seguinte: ao amamentar, a mulher libera um hormônio chamado prolactina, que inibe a produção dos hormônios cotidianos como estrogênio, progesterona e testosterona. Por causa disso, ela acaba tendo uma redução de massa magra, o que pode diminuir os números na balança. Mas isso não significa nada: nesse período, o corpo da mulher provavelmente estará mais flácido, menos resistente e continuará com a frouxidão ligamentar iniciada na gestação. É apenas ao retomar a atividade física que a mulher estimula o crescimento de massa magra, melhora a composição corporal, regula o metabolismo e fortalece músculos e articulações.

A mãe que praticou exercícios físicos ao longo da gestação se beneficia desse hábito quando tem que ficar horas na mesma posição para amamentar, dar banho no bebê, fazê-lo dormir, colocá-lo e tirá-lo do berço etc. À medida que o filho vai crescendo e ficando mais pesado, a importância da prática esportiva fica ainda mais evidente.

As mães que se sentem superbem, já voltaram à ativa, mas tiveram diástase (afastamento exagerado dos músculos do abdômen) durante a gestação ou depois do parto e estão sofrendo com questões estéticas e de saúde, podem recorrer à ginástica hipopressiva. Trata-se de um treino postural e respiratório que diminui a pressão das cavidades torácica, abdominal e pélvica, auxiliando na retomada da estrutura abdominal. Professores de Educação Física fazem alertas importantes em relação à diástase: ela pode aparecer tanto durante a gestação como no pós-parto, a partir do retorno da mulher às atividades físicas. Nos dois casos, pode estar associada à má execução dos exercícios ou a movimentos não recomendados para essa fase. Por isso é fundamental que a mulher converse com profissionais sérios e estudiosos que possam lhe indicar os movimentos corretos e também acompanhar de perto seus treinos.

4
QUANTO MAIS CEDO, MELHOR

Mexer o corpo é sinônimo de ganhar mais autonomia, segurança e liberdade. Quanto mais cedo entramos no universo do movimento, mais saudáveis nos tornaremos. Bebês devem receber estímulos passivos, como movimentar braços e pernas e serem colocados em pé e de bruços na medida em que conseguirem reagir às novidades. Em seguida, devem ser incentivados a sentar, engatinhar e a se levantar até que entendam os movimentos de ficar em pé, equilibrar-se e começar a andar efetivamente.

A partir daí, são apresentados a diferentes tipos de atividades físicas, como andar para a frente, para trás, para os lados, correr, pedalar, nadar, lutar, jogar bola...

Quando nasce, o bebê é todo molinho. Três meses depois, ele fica mais durinho, consegue sustentar cabeça e pescoço, ganha estabilidade. Então, aprende a sentar, a engatinhar e arrisca os primeiros passos: já começou a se movimentar! Quando se sente seguro e confortável, pega o brinquedo, puxa pra cá e pra lá, sustenta o peso do corpo e mostra que já tem força. A força, uma das capacidades mais estudadas nos últimos anos como pilar para qualquer tipo de treino, só é possível com mobilidade, estabilidade e movimentação. Um corpo mole e instável não consegue sair do lugar, muito menos aplicar força.

A medicina esportiva tem sido categórica: crianças e adolescentes devem se mexer muito e de forma variada. Quanto mais estimulados a brincar, a incrementar suas atividades físicas, a experimentar um pouco de tudo, mais aptos estarão a praticar diferentes modalidades. Ser ativo é condição para viver com saúde física, mental, emocional, social e cultural. Além disso, uma pessoa que praticou esporte nessa fase da vida está mais preparada para começar um novo esporte na fase adulta, quando for dona do próprio nariz e resolver que quer jogar vôlei, ou aprender a surfar, ou a nadar, ou até mesmo a dançar balé. Quem teve contato com o movimento desde a infância estará sempre mais preparado.

Os benefícios da movimentação na infância extrapolam os ganhos físicos, motores, musculares e articulares. Crianças que se mexem têm um sistema imunológico melhor e ficam mais protegidas, no futuro, de doenças cardiovasculares, acidente vascular cerebral (AVC), hipertensão arterial, diabetes, aumento do colesterol, obesidade etc. Fortalecem ossos e músculos, equilibram a composição corporal, regulam os porcentuais de gordura e melhoram os perfis cardíaco, pulmonar, neurológico e cognitivo. Quando crescem, levam todos esses ganhos adiante e, consequentemente, tornam-se adultos mais saudáveis. Isso não é garantia de que estarão livres de doenças como câncer ou Alzheimer, mas certamente estarão mais fortalecidos para enfrentar os efeitos colaterais e seguir com o tratamento necessário. É mais difícil combater uma doença associada e agravada por fatores de risco provocados pela inatividade do que resolver um problema pontual de saúde, mesmo que seja grave. Quanto mais equilibrado estiver o organismo, mais chances de melhora ou cura. Na velhice, quem se exercitou desde sempre também terá maior proteção contra todas essas doenças, além de combater com mais eficácia questões reumatológicas, como artrites e artroses, e patologias que afetam e comprometem a cognição e a memória. Ninguém precisa ser atleta de alto rendimento para construir a base da saúde: basta ser ativo. Então, quando os filhos torcerem o nariz para algum tipo de atividade física, já que não pensam em ser atletas olímpicos, questionando por que praticar esportes, lembre-os de que praticar exercícios é sinônimo de saúde e longevidade.

O maior estudo mundial sobre a prática de atividade física entre jovens, apresentado em 2019 pela OMS, trouxe dados alarmantes: 80% dos adolescentes entre 11 e 17 anos de todo o planeta não fazem nem 1 hora de exercícios por dia, o mínimo recomendado para estarem saudáveis. E os pesquisadores não falam apenas de praticar esporte, mas de executar ações básicas do dia a dia, como caminhar ou fazer algum movimento físico ao ar livre. Nesse quadro assustador da inatividade precoce entram também o excesso de exposição às diferentes telas (*tablets*, *smartphones*, TV, computadores) e o consumo exagerado de alimentos industrializados. A ciência já mostrou que uma criança ativa na infância pode não se tornar um adulto ativo, mas o contrário é certeiro: uma criança sedentária tem 90% de chances de permanecer sedentária com o passar dos anos.

 Mas de nada adianta pai e mãe exigirem hábitos saudáveis e atividade dos filhos se eles não derem o exemplo e não estimularem seus rebentos. Estudos mostram que filhos de mães sedentárias têm duas vezes mais chances de serem adultos sedentários. Filhos de pais sedentários, três vezes mais. Quando mãe e pai são sedentários, essa probabilidade é multiplicada por seis. Ser referência de uma vida ativa, movimentada, baseada em equilíbrio físico, mental, alimentar e social é condição para que sua criança cresça disciplinada e condicionada. Outra maneira de estimular os filhos a se interessarem por atividades físicas e esportes em geral é incentivá-los a assistir e a entender diferentes modalidades. Por exemplo: leve-os a uma quadra de basquete, um campo de futebol, frequentem uma praia com surfistas, acompanhem juntos uma corrida de rua, programem um passeio conjunto onde será realizada uma competição esportiva, mostre os cenários paradisíacos por onde passam ciclistas profissionais, conte de onde vem a cultura disseminada nas artes marciais. Divida com os filhos a admiração por um atleta profissional, mostre os recordes batidos por esse atleta, conte a história dele de superação, compre livros que falem sobre esse esportista ou time, instigue o interesse e a curiosidade das crianças e faça-as compreender a importância de alguém dedicado a um esporte. Também é muito didático, dos pontos de vista social e comportamental, uma criança entender que, por trás da fama e da fortuna acumuladas por atletas como Usain Bolt, Serena Williams ou Cristiano Ronaldo há trabalho duro, incansável e raro. Nenhum sucesso esportivo caiu do céu.

Manter hábitos saudáveis ao longo da vida é muito mais simples do que ter de revolucionar a maneira de viver depois de adulto. É fundamental cobrar políticas públicas que favoreçam a saúde, o bem-estar e a vida ativa. A Constituição Federal diz que é "dever do Estado fomentar práticas desportivas formais e não formais", além do acesso à educação, ao lazer e à cultura. Mas a gente sabe que não é isso que acontece no Brasil. Por aqui, quase metade da população não tem sequer acesso à rede de esgoto, que dirá a quadras poliesportivas, aulas, treinos, espaços capazes de promover um estilo de vida ativo e iniciativas bem-sucedidas para revelar novos talentos de alto rendimento. Nem as aulas de Educação Física ocorrem da maneira como deveriam nas escolas – muitas delas, inclusive, nem espaço têm para serem desenvolvidas adequadamente. Falta material, planejamento esportivo, valorização de professores, não diversificação de modalidades. Muitos colégios públicos Brasil afora até tiraram as aulas regulares de Educação Física de suas grades curriculares. Isso é assustador e preocupante. Pois, vale relembrar, o sedentarismo é fator de risco para todas as doenças, das mais leves às mais graves, passando pelas crônicas. Quanto mais negligenciarmos a saúde e a cultura do movimento na infância e na adolescência, mais adultos doentes (e, portanto, custosos ao Poder Público) irão compor a nossa sociedade.

O sedentarismo não assusta e assola apenas o Brasil: estamos falando de uma pandemia. Diante dessa realidade global, a OMS lançou, em 2018, um plano de metas para diminuir o sedentarismo entre adolescentes e adultos em 10% até 2025 e em 15% até 2030, em todo o planeta. O projeto chamado *Let's Be Active*, ou "Vamos Ser Ativos", estabelece 20 pontos, divididos em quatro grandes temas, com o objetivo de fomentar políticas efetivas e viáveis para diferentes realidades mundo afora. Para que a iniciativa seja bem-sucedida, a OMS preconiza:

1. Criar sociedades ativas.
2. Criar ambientes ativos.
3. Criar pessoas ativas.
4. Criar sistemas ativos.

O documento é categórico: "Não agir no sentido de aumentar os níveis de atividade física levará ao aumento dos custos, com um impacto negativo nos sistemas de saúde, no ambiente, no desenvolvimento econômico, bem-estar da comunidade e qualidade de vida". Diz, ainda, que "a implementação exigirá uma forte liderança, em conjunto com parcerias intergovernamentais e multissetoriais, no sentido de obter uma resposta coordenada e completa de todo o sistema". A ideia da OMS é apoiar os países para que possam ampliar e fortalecer políticas públicas e monitorar o progresso dessas iniciativas. O objetivo é "garantir que todas as pessoas tenham acesso a ambientes seguros e a diversas oportunidades para serem fisicamente ativas na vida diária, como forma de melhorar a saúde individual e coletiva e para contribuir com o desenvolvimento social, cultural e econômico de todas as nações".

Como se não bastassem os efeitos sanitários da pandemia de inatividade entre pessoas de todas as faixas etárias mundo afora, há prejuízos financeiros igualmente assustadores. Segundo a OMS, o sedentarismo custa cerca de 54 bilhões de dólares por ano no mundo em assistência médica direta. Desse total, 31 bilhões são pagos com dinheiro público. O restante, pela iniciativa privada e pelas próprias famílias dos que ficaram doentes. No Reino Unido, o sedentarismo custa 8,3 bilhões de libras por ano. Para efeito de comparação, a obesidade custa 4,2 bilhões; o alcoolismo, 3,9 bilhões; e o tabagismo, 3,1 bilhões.

Além do rombo econômico-financeiro, os custos também são altos nas esferas pessoal, profissional e afetiva dos envolvidos. Funcionários sedentários são menos produtivos, menos resistentes e mais caros. O simples fato de uma empresa motivar seus colaboradores a praticarem atividades físicas, e não só com tapinha nas costas, mas com incentivo palpável, financeiro, pode mudar a dinâmica e os resultados dessa companhia. Isso está provado por diferentes pesquisas realizadas pelo planeta.

FILHO ATIVO, ESPORTISTA OU ATLETA?

Levante a mão quem nunca vislumbrou uma carreira esportiva de sucesso e *glamour* para filhos, sobrinhos e afilhados talentosos. Seja por amor, seja por identificação de um potencial acima da média, seja por observar o destaque do jovem em algum esporte ou seu desenvolvimento precoce de habilidades fundamentais para um atleta, pensamos ter a certeza de que um ser humano, ainda na infância, virá a se tornar um fenômeno esportivo. Mas o que diz a ciência sobre ser ativo, ser esportista e ser atleta?

Antes de qualquer coisa, vamos lembrar que todo ser humano deve ser ativo, e quanto mais cedo, melhor. Ser ativo, segundo parâmetros da OMS, significa estar exposto a duas horas por dia de atividade física dos 2 aos 5 anos, e a uma hora diária dos 5 aos 17. Compõem o grupo dos esportistas aquelas crianças que praticam várias modalidades diferentes, mas sem nenhum fim específico para competição. Uma criança esportiva pode fazer, por exemplo, duas aulas semanais de tênis, duas de natação, duas de futebol. Essa criança pode até competir como amadora, sem participar de grandes torneios municipais, estaduais e nacionais. Essa atividade dura, no máximo, seis horas por semana. Quando a criança ultrapassa esse período semanal de treinamento, com objetivos específicos de melhorar condicionamento e capacidades aeróbica e anaeróbica, de evoluir em resultados, já é classificada como atleta. Ela treina normalmente cinco, seis vezes por semana e mais de duas horas por dia.

Pensando no aperfeiçoamento de técnicas esportivas e no melhor aproveitamento das chamadas "janelas de aprendizado", a fisiologia e a medicina esportiva costumam dividir as etapas do processo da seguinte maneira:

1. Aprender a treinar.
2. Treinar para treinar.
3. Treinar para competir.
4. Treinar para ganhar.

A partir dos desejos dos jovens já é possível trilhar caminhos de maior ou menor técnica e dedicação. Crianças e adolescentes ativos já entenderam e absorveram as capacidades motoras fundamentais de locomoção como correr, agachar, pular, parar, estabilizar-se, ter agilidade, equilíbrio, coordenação, velocidade. É neste momento que pais, professores e treinadores começam a identificá-los como ativos, esportistas e/ou atletas.

Quando o adolescente entra na fase de "aprender a treinar", passa 70% do tempo disponível para atividades físicas treinando e 30% competindo. É a partir dos 12 e 13 anos que ele aumenta o foco nas habilidades específicas de um determinado esporte, incluindo o treino de força, e preserva todas aquelas capacidades aprendidas e aprimoradas ao longo da infância.

Na fase "treinar para treinar", esse adolescente passa 60% do tempo treinando e 40% competindo. Nessa etapa, o mais importante é o incremento do trabalho de força. Quando esse jovem "treina para competir", divide o tempo dedicado àquela prática esportiva pela metade:

50% de treino e 50% de competição, o que possibilita a individualização necessária para desempenhar o que ele tem aprendido e assimilado.

Na fase "treinar para ganhar", os adolescentes passam mais tempo competindo do que treinando. Eles atuam na modalidade em 75% do tempo e usam os 25% restantes para treinar.

Quando se questiona por que as melhores *janelas de aprendizado de movimento* estão na adolescência, a ciência explica: é nesta fase que os jovens ganham o maior volume de peso e massa muscular em toda a vida. Eles precisam aproveitar esse momento para movimentar o corpo, aprender, organizar, memorizar, executar. É nessa fase também que ocorrem adaptações e evoluções. Por isso, quanto mais estimulados, mais facilidades os jovens terão para seguir em movimento ao longo da vida. Cai, portanto, aquele mito de que "adolescente não pode treinar força", ou seja, fazer exercícios com peso. Pelo contrário: quanto mais é estimulado, maior o potencial. Obviamente, não é um treino de força qualquer, com um monte de peso desproporcional à sua estrutura. É possível trabalhar força com o corpo, respeitando a capacidade orgânica de cada indivíduo de sustentar o próprio peso. Isso vale para atletas de diferentes modalidades. Apesar das médias e parâmetros estabelecidos, é importante ressaltar que tanto para crianças como para adolescentes não é apenas a idade que conta. Tem menina que menstrua mais cedo, tem menino que se desenvolve antes. Isso tudo tem a ver com a maturidade física, que interfere diretamente na vida esportiva desse indivíduo. A capacidade de desenvolvimento de uma atividade física se baseia em três pilares: neural, hormonal e maturacional.

Quando se fala em alto rendimento na infância e na adolescência, pediatras e médicos do esporte e do exercício pedem para que não haja especialização precoce. Isso significa evitar que um jovem menor de 12 anos se concentre única e exclusivamente em apenas uma modalidade por mais de 8 meses seguidos. Na década de 1990, havia uma tendência a achar que quanto mais cedo uma criança desempenhasse a mesma atividade, mais preparada ela estaria aos 14 ou 15 anos, como se essa idade fosse o auge. Além disso, quando crianças e adolescentes se submetem ao mesmo esporte por mais tempo do que o recomendado, aumentam as chances de lesões, de *overtraining* (fazer mais exercícios físicos – em duração, volume, carga – do que o corpo é capaz de suportar) e de síndrome de *burnout* (um distúrbio psíquico causado pela exaustão extrema), obrigando esses atletas a abandonarem suas carreiras ainda muito jovens.

Estudiosos da área esportiva dizem que ainda há profissionais do esporte que acreditam na importância do treino específico para menores de 12 anos para formar atletas de alto rendimento, principalmente em esportes individuais muito técnicos, como tênis, natação e ginástica artística. Contudo, a experiência médica e a ciência indicam que esse não é o melhor caminho. Inclusive, alguns estudos europeus desenvolvidos com atletas olímpicos da Alemanha mostraram que todos tiveram experiências com variados esportes na infância e na pré-adolescência, e que só depois dos 12 anos é que começaram a ingressar nos seus esportes específicos. O fundamental é que crianças e adolescentes entendam que competir é ganhar, perder, respeitar as diferenças e aceitar as hierarquias. Competir nessa fase da vida também tem de ser divertido.

E quando é possível enxergar potencial de crianças e adolescentes para o alto rendimento? Tem idade mínima e idade máxima? Médicos e treinadores dizem que o mais importante é saber se a criança gosta do que está fazendo. Se ela gosta de treinar, se sente prazer em frequentar as aulas e em executar os exercícios, está tudo certo. Ela tem de gostar. O segundo ponto é perceber as habilidades. Há crianças mais hábeis que outras, mas é importante lembrar que habilidades podem ser desenvolvidas e aperfeiçoadas. E aqui estamos falando de movimentos simples como correr, saltar, pular.

Também é fundamental avaliar as condições psicológicas dessas crianças, entender se querem essa realidade de treino e esforço físico na rotina. De qualquer modo, repetem os estudiosos, o mais importante é que os pais apresentem esportes variados para a criança poder escolher. É por isso que pai e mãe devem tomar cuidado para não querer transferir para os filhos uma carreira esportiva que vislumbraram para si mesmos no passado e que, por algum motivo, não foi adiante.

Com relação à idade, a conta é simples: quanto mais cedo uma criança for estimulada a se mexer, melhores serão seu domínio neuromotor e seu repertório aeróbico e anaeróbico; quanto mais inativa, pior será. Uma criança que não pratica atividade física precisará de muito mais treino e de muito mais tempo para desenvolver capacidades simples nesses campos.

Há dúvidas também sobre que tipo de modalidade é mais indicada para determinada faixa etária. Normalmente, esportes de quadra entram na vida das crianças um pouco mais adiante, lá pelos 12, 13 anos – com exceções, claro. Isso não significa que quem começar um esporte individual nessa idade não terá capacidade de evoluir a ponto de vir a se tornar um atleta de alto rendimento. Não se pode olhar para um adolescente e dizer que ele nunca será um profissional do esporte. Se ele se dedicar, começar a treinar, quiser, tiver prazer e puder contar com um técnico que possa orientar esse treino, com certeza ele conseguirá.

Do mesmo modo, não se pode dizer que uma pessoa é muito velha para entrar no esporte competitivo. Basta ver a quantidade de adultos que não foram submetidos a experiências esportivas no passado e que hoje participam de corridas de rua (incluindo até maratonas), circuitos de triatlo, torneios de tênis, artes marciais, *surf* e tantos outros exemplos.

De volta aos jovens do alto rendimento, é preciso pensar bem sobre como será a condução de um treinamento caso um adolescente queira seguir carreira de atleta. A primeira coisa é ter muito claro que a escola terá que continuar fazendo parte da vida dele. Crianças e adolescentes precisam frequentar a escola. Isso deve ser inegociável, ressaltam médicos, educadores, psicólogos e professores de Educação Física. As sessões de treino devem ser dispostas contemplando essa realidade imposta pela fase da vida. Profissionais da área esportiva afirmam que na maioria dos países isso tudo é muito claro e aplicado, mas no Brasil não é bem assim: muitas vezes, clubes e técnicos exigem que o jovem atleta estude à noite para conseguir treinar de manhã e à tarde, como costumam fazer os atletas adultos. Contudo, médicos afirmam que é totalmente possível uma criança ou um adolescente evoluir treinando, estudando, descansando e desfrutando de momentos de lazer. Dizem, inclusive, que é fundamental que nessa fase da vida se tenha tempo para "não fazer nada", estar com amigos, se divertir. Por mais sério que seja o treinamento, os profissionais que acompanham crianças e adolescentes precisam propor também atividades lúdicas e proporcionar momentos de descontração dentro da própria atividade física.

Em geral, crianças e adolescentes atletas que estão em treinamento e gostam de treinar conseguem organizar o tempo de maneira eficiente. Estudiosos reforçam que o exercício é um aliado extremamente importante para a cognição e que dificilmente um atleta bem orientado terá dificuldades na escola. Porém, é fundamental que os horários dos treinos sejam muito bem distribuídos para que uma tarefa não atropele a outra. Os especialistas reforçam: o treino nessa fase não deve ser específico, muito menos aplicado em excesso, senão vira algo maçante e nada produtivo. Não adianta deixar os jovens atletas só na quadra, só na piscina, só no tatame, só no gramado. Para evoluir no esporte principal, é preciso dedicar-se a diferentes tipos de treinos físicos.

Questões nutricionais também precisam ser levadas em conta: quanto de energia o atleta gasta, de quanto precisa, como funciona seu metabolismo. A partir disso, é preciso equacionar o consumo alimentar ao metabolismo basal e à curva de crescimento, que também demanda energia nessa fase da vida. Somente levando todos esses aspectos em consideração se chegará a uma fórmula adequada para que o jovem atleta evolua sem prejuízos e riscos à saúde.

A MENTE DO JOVEM ESPORTISTA E ATLETA

Há muitas dúvidas também em relação ao estado mental da criança ou do adolescente dedicados ao esporte. Como, quando e em que medida o controle emocional será decisivo para o seu sucesso? Controlar as emoções é um treino? É algo nato?

O mais importante é valorizar o que esses jovens estão aprendendo com a prática esportiva, o contato com outras crianças, o respeito e a confiança na equipe técnica, o acolhimento, a disposição a ganhar e o reconhecimento da perda.

A conversa com o esportista que ainda não é adulto deve ser no seguinte sentido: "Uma coisa é seu adversário ganhar. Se ele apresenta um melhor desempenho, se você ainda não está tão bem, se não chegou ao mesmo nível dele, é natural que ele ganhe de você. Faz parte da vida. Você vai treinar, ter disciplina e se esforçar. Mesmo assim, seu adversário pode continuar sendo melhor nesse esporte, assim como pode ser que você seja melhor em outra coisa". É preciso lembrá-lo também que as derrotas podem aconte-

cer não só por superioridade do adversário, mas também por suas próprias deficiências, as quais extrapolam a técnica. Questione: "Está treinando direito? Dormindo o necessário e se alimentando com equilíbrio? Prestando atenção no que ouve, tendo paciência, disciplina e resiliência?".
É como numa prova da escola: às vezes, um filho tira nota baixa porque relaxou, não estudou, não prestou atenção. Outras vezes, ele se dedicou, questionou, se interessou, mas teve o azar de ter caído justamente o tema que ele menos estudou, ou ele estava aborrecido com alguma coisa naquele dia, ou não dormiu bem, ou estava mais cansado do que de costume. Uma coisa é ir mal por desleixo, outra é não obter êxito por circunstâncias fora do seu controle.

Médicos e psicólogos do esporte repetem à exaustão: temos de dizer às crianças e aos adolescentes que eles não são obrigados a ganhar sempre, precisam estar ali para participar da experiência, conviver, compartilhar, socializar. Eles têm de achar o esporte que praticam divertido – o que em nada tira a seriedade do treinamento e a busca por resultados. Se por acaso eles gostarem daquilo, estiverem à vontade nesse tipo de ambiente, quiserem estar ali, esse mesmo espírito permanecerá enquanto continuarem treinando, aprendendo, respeitando. A abordagem de pais e treinadores com crianças e adolescentes deve ser essa, pois a maturidade emocional deve ser construída, e não imposta.

Deve-se levar em conta a personalidade de cada criança – extrovertida, tímida, explosiva, reservada, competitiva, sociável, mandona, passiva etc. –, pois, da mesma forma que se treina o corpo, é possível treinar a cabeça. Há métodos de treinamento mental, emocional, psíquico. Psicólogos acostumados a lidar com crianças e adolescentes atletas explicam que não são só os jovens que precisam de acompanhamento, mas também seus pais, familiares, professores, treinadores. Muitas vezes, e sem querer ou perceber, eles exercem uma pressão exagerada e prejudicial sobre a criança ou o adolescente, que não sabem e não precisam ter de lidar com excessos de cobrança nessa fase da vida. Aos poucos, e vivenciando diferentes experiências, esses jovens irão perceber o que cabe a eles, o que é fruto dos seus treinos, o que resulta dos seus comportamentos dentro e fora do esporte. Todos os envolvidos podem ajudar nessa formação com técnica e exemplo.

E A GENÉTICA?

Médicos do esporte explicam que existem inúmeros testes genéticos aplicados em atletas com o objetivo de descobrir alguma predisposição física, mas a conta é muito mais complexa do que identificar um ou outro gene. A quantidade de genes associada ao atleta é muito grande e tem muitas variáveis. Por exemplo, existe um gene que determina a quantidade de fibras vermelhas. Quem tem mais desse tipo na massa muscular consegue carregar mais oxigênio pelo organismo, facilitando o desempenho em atividades aeróbicas de maior duração. A resistência é maior. Outro gene está associado à força e à potência, indicando que modalidades com ênfase em trabalhos de explosão podem ser mais bem-sucedidas.

Mas nada disso é definitivo, porque existem outras tantas combinações genéticas em um ser humano. Para que alguém possa, de fato, ser um atleta de alto rendimento, é preciso levar em conta um composto de genes. Não existe uma transferência direta e imediata de pai e mãe para os filhos. Tanto que não vemos filhos de atletas se tornando, necessariamente, atletas também. Há crianças com capacidades acima da média que não têm pais com histórico esportivo.

Vale refletir sobre a capacidade aeróbica, a mais simples de todas: ela depende, dentre diversos fatores, de aspectos cardiológico e pulmonar, da quantidade de hemoglobina, da capacidade de a célula muscular ser metabolicamente ativa e captar esse oxigênio. Não é somente o gene que vai fazer com que um atleta seja melhor que outro. E mais: um gene não pode determinar o afastamento de alguém de nenhum tipo de atividade. A genética é importante, mas não está sozinha no contexto da formação do atleta competitivo.

5
NUNCA É TARDE

Pessoas de diferentes idades costumam inventar justificativas para negligenciar a saúde. Os de 20 e poucos anos que só pensam em "ser alguém na vida" acham que sua fase de praticante de atividade física já passou. Hoje, acreditam, "não têm mais tempo para isso". Os de 30 têm a audácia de dizer que não sentem "a mesma disposição do passado", além de estarem completamente envolvidos em planos profissionais e pessoais mais complexos.

Os de 40 ficam revendo fotos e vídeos antigos e repetindo: "Olha como a gente era novinho e nossos filhos pequenos". Apesar de a expectativa de vida só crescer e a Medicina estar a serviço desses novos tempos, aos 50 surge um lamento coletivo de que estão descendo ladeira abaixo: "A partir daqui só vamos piorar. E em tudo!". Os de 60, então, começam a pesquisar problemas de saúde na internet antes mesmo que um sintoma apareça. Aos 70, tem quem ache que tudo está no fim e só lhe resta ficar disponível para os netos – enquanto os pais dessas crianças, de 40 e poucos anos, estão reunidos com amigos revendo aquelas fotos... Aos 80, dão graças aos céus por ainda estarem na Terra. E, aos 90, celebram o grande feito de ter vivido por tantos anos. Privilégio ou castigo? Depende. Quem vive desde sempre pensando minimamente na saúde e mantendo hábitos saudáveis costuma se dar melhor.

Quando se fala sobre o ideal de atividade física para cada faixa etária, é necessário entender que o corpo está preparado para qualquer estímulo, em qualquer fase da vida. Estímulos físicos e químicos existem para todos. A liberação de hormônios que dão sensação de prazer, ajudam no controle do estresse, diminuem a ansiedade e regulam o sono, por exemplo, dura muito tempo. Em todas as idades somos capazes de evoluir com treino, disciplina e esforços físico e mental, mas os períodos mais favoráveis para absorver todas as variáveis das nossas capacidades físicas são a infância e a adolescência. Nessas fases, as janelas de aprendizado são tanto mais extensas como longevas. Isso significa que aquilo que a gente aprende cedo pode ser lembrado facilmente na fase adulta. O chamado "passado esportivo" tem a ver com isso. Quem pratica atividade física ou esporte quando pequeno consegue retomar essas práticas com mais naturalidade e menos esforço anos depois. Quem já experimentou fazer exercício em certo período da vida costuma ter mais facilidade para voltar a ele ou praticar outro diferente tempos depois. Contudo, mesmo quem nunca praticou atividade física ou esporte nenhum vai se valer dos benefícios de ambos a partir do momento em que começar a realizá-los. O imortal "antes tarde do que nunca" cabe perfeitamente aqui.

Estudiosos da longevidade explicam que quanto mais cedo começamos a nos mexer, melhor. Nosso corpo funciona como um investimento financeiro, tanto no aspecto físico quanto no psicológico: se guardamos dez reais por mês desde o nascimento, quando chegamos aos 30, teremos poupado um bom dinheiro. Se não economizamos nada, não temos nada. Quando começamos a negligenciar nosso corpo, a abusar dele, lá na frente a conta chega. Tem gente que vê a conta chegar mais cedo, outros mais tarde, tem até quem viva sem grandes cuidados e ache que estará sempre abafando, mas o que a ciência mostra é que quem se cuida costuma viver mais e melhor.

Praticar atividade física faz a nossa máquina funcionar de forma mais eficiente, ajuda sistemas e órgãos a exercerem cada um os seus papéis e colabora para manter o corpo em harmonia. E essa harmonia só é possível com físico e mente saudáveis, em equilíbrio. Não adianta mexer o corpo e se alimentar de maneira organizada, mas viver sob estresse 24 horas por dia, usar e abusar de álcool e outras drogas, viver em irritação constante, dormir mal ou menos do que o necessário, reclamar constantemente da vida e da rotina, terceirizar problemas e negligenciar suas possíveis soluções.

Já se sabe que a expectativa de vida da população da maioria dos países será cada vez maior. A questão, portanto, é *como* essa população vai viver. Quanto poderá consumir e quanto custará para os sistemas públicos e privados de saúde mundo afora. Impossível não voltar o olhar para o abismo social que assola o Brasil e faz da velhice um martírio (ou um presente, a depender da classe social do idoso). Estudiosos do tema costumam fazer provocações do tipo: "De que adianta juntar uma fortuna se você não vai conseguir desfrutar lá na frente?", ou "Como é possível viver com saúde até a velhice se não há condições sanitárias, sociais, educacionais e econômicas mínimas para isso?". Mesmo se você faz parte dos privilegiados que usufruem dessas condições, a perspectiva de uma vida longa e saudável ainda depende de ação. Para quem gosta de colocar a culpa a genética por todos os perrengues que envolvem a própria saúde, uma informação importante: 25% das chances de uma pessoa chegar à velhice com saúde e vitalidade dependem dos genes. O resto, muito maior e mais importante, tem relação direta com hábitos saudáveis e questões ambientais, sociais, culturais e financeiras.

É importante que fique claro: velhice bem-sucedida não tem nada a ver com "ser jovem para sempre". Aliás, a busca frenética pela juventude é apontada por médicos de diferentes especialidades e psicólogos como um dos grandes males da sociedade moderna. Quando nasce um bebê, espera-se que ele cresça e envelheça – e tomara que isso se concretize. Aceitar o envelhecimento é meio caminho andado para garantir a longevidade. Não adianta esticar a pele, se submeter a procedimentos estéticos mirabolantes, mexer em cada linha de expressão que aparece no rosto e no corpo se dentro de você o incômodo continua. Ter vergonha de envelhecer e se preocupar com isso constantemente pode potencializar o surgimento de doenças psicológicas e psiquiátricas graves, de transtornos severos e patologias de caráter psicossomáticos. Quem se enquadra nesse perfil também costuma acreditar em pílulas milagrosas e se automedicar: remédio para dormir, para regular o apetite, para garantir desejo sexual, para se sentir mais feliz, para diminuir a ansiedade, para controlar o estresse, para preservar a criatividade, para estimular a vontade de fazer ginástica... A pessoa vira serva do espelho, da farmácia e do julgamento alheio.

No caso dos idosos, é uma felicidade só poder andar pela rua, resolver problemas, ir ao supermercado, realizar tarefas diárias, produzir, raciocinar, acompanhar as mudanças, aprender coisas novas, se embrenhar no mundo tecnológico, estudar, viajar, namorar. Além dessa satisfação e desse movimento servirem como combustíveis para corpo e mente, a prática regular de exercícios na velhice previne, retarda e trata doenças de diferentes tipos. Nessa faixa etária, a neurogênese (nascimento de novos neurônios) costuma ser muito baixa. E a atividade física é uma forma comprovada de estimulá-la. Por exemplo: quem faz exercício consegue retardar o aparecimento do Alzheimer e diminuir sua evolução. Os benefícios extrapolam o cérebro: seguem para ossos, músculos, articulações, órgãos, tecidos, sistemas e habilidades distintas. Além disso, quem chega à terceira idade com vitalidade e tesão pela vida amplia a capacidade de lidar com adversidades, costuma ser mais sociável, mais acolhedor, mais interessado, inquieto. Continuar praticando um esporte ou aprender alguma modalidade nova também é muito recomendado para pessoas mais velhas.

VELHICE ATIVA

"Estou velha para isso." "Meu auge passou faz tempo." "Isso não é para mim." "Que ridículo: velho querendo competir!" "Eu devia ter começado antes, agora já é tarde." Por mais que você tenha vivido até agora no sedentarismo e só recentemente entendeu que mexer o corpo não é luxo, mas necessidade, e que a vida fica mais proveitosa quando a gente tem saúde, não é tarde, não. Ainda dá tempo de começar!

Busque algo que faça sentido para sua fase de vida, seus interesses, gostos, suas possibilidades físicas, sua realidade. Não existe pode ou não pode. O que existe é a necessidade de estarmos sempre, inclusive na velhice, em movimento. Ao entrar em uma nova fase da vida, é preciso adequar as atividades físicas às necessidades do corpo que ficou mais velho. Por exemplo: uma pessoa que sempre nadou o mesmo estilo por décadas, dando as braçadas do mesmo jeito, batendo as pernas no mesmo ritmo, vai precisar incrementar esse treino. É importante que a movimentação na água passe a contemplar o potencial atual de pernas e braços, mesmo em estilos diferentes. Pode-se usar pranchinhas e flutuadores, pés de pato, lançar mão de novas orientações sobre tempo e distância. Também é fundamental que o idoso saudável inclua exercícios que exijam força física na sua rotina, para preservar ao máximo a massa muscular e a saúde dos ossos. É mito que as pessoas idosas não devem praticar atividades físicas com impacto. Pelo contrário, o impacto devidamente acompanhado e respeitando os limites físicos do praticante é muito importante. Treinos que exigem novas conexões nervosas também são essenciais. Tudo o que é novo, qualquer movimento diferente daquele padrão de sempre, é muito bem-vindo. Pode ser uma aula de dança, um esporte coletivo, remar, surfar, praticar ioga, *crossfit*. *Crossfit*? Sim! Por que não? Todo mundo pode tudo respeitando o estado físico atual, suas capacidades e seus interesses. Siga o instinto e não o padrão. Isso costuma ser bem mais eficiente.

Não adianta ficar repetindo para si mesmo: "Ah, isso não dá, dói meu joelho", "Minhas costas não permitem", "Não tenho equilíbrio", "Falta coordenação motora", "Estou acima do peso e preciso emagrecer antes de começar". Esqueça tudo isso e veja como seu corpo está agora e o que é possível fazer dentro da sua realidade. Obviamente, se você morre de medo de água, mas tem o sonho de aprender a nadar, não se matricule imediatamente numa aula de mergulho com cilindro. Comece aos poucos, procure um local onde poderá começar a nadar, avalie quem será seu instrutor, que tipo de adaptação você terá de fazer. O ideal é que todos tenham acesso a um professor, mas sabemos que a realidade não é essa. Se esse for o seu caso, não desanime nem desista! Busque um profissional respeitado, que seja uma referência e possa te passar algumas informações e dicas gratuitamente. Tem muita gente boa fazendo isso. Atenção: não acredite em modismos de "influenciadores" e mensagens sem embasamento técnico. Vá atrás de informação de qualidade, livros, reportagens, profissionais respeitados.

Pare de imaginar que para entrar numa aula de boxe ou de muay thai, por exemplo, você terá de estar necessariamente num ringue. Tire da cabeça que corredor é só aquele que corre maratonas ou tão rápido como um leopardo. Não ache que para aprender os passos e movimentos do balé é necessário estar no palco, usando sapatilha de ponta. Desmistificar certas atividades físicas e encontrar o próprio limite é fundamental para que pessoas mais velhas comecem a praticá-las.

Se você costuma pedalar, está tudo certo! Siga na sua atividade, incrementando-a com outros estímulos. Pedal e corrida são movimentos cíclicos, sem grandes necessidades de coordenação motora, realizados quase no piloto automático. É importante, então, fazer treinos de musculação, funcionais, coordenativos, como luta, dança, pilates, entre outros.

Experiências novas nos fazem aprender e a sair da zona de conforto. Isso tudo serve tanto para esportes individuais como para coletivos. Treinar em grupo também é bem interessante para todas as idades. Esportes com bola, por exemplo, exigem atenção: ela nunca vem da mesma direção, com a mesma força, do mesmo jeito. Eles fazem com que o reflexo fique mais aguçado: é necessário pensar rápido, tomar atitudes em movimento, e isso tudo amplia o volume de conexões nervosas, faz aprender, estar em estado de alerta, trabalhando corpo e mente. Se o seu caso é aquele de amor antigo pela musculação, nas mesmas máquinas, com as mesmas cargas, provavelmente você está indo bem no quesito força, mas variar também é fundamental. Quando a gente faz exatamente os mesmos movimentos, o corpo costuma se acomodar. Tente incluir um exercício aeróbico na sua rotina, faça alguns movimentos fora dos aparelhos, com elásticos, halteres ou com o peso do próprio corpo. Dançar também é muito bem-vindo! É uma atividade bastante recomendada para prevenir doenças que afetam a memória. Aprender uma coreografia exige concentração, disciplina e faz o cérebro trabalhar mais e melhor, ativa o raciocínio.

Há grupos de terceira idade fazendo as mais diversas modalidades físicas e esportivas. É comum ouvir que tal atividade machuca, que outra não se encaixa para quem está acima do peso ou mais velho. Não aceite: vá pelo menos ver do que se trata. Pode ser que não dê em nada, que aquilo realmente não tenha nada a ver com você, mas essa descoberta tem de ser sua. Jamais deixe de conversar com um médico (se você já conhecer um em que confia, melhor ainda) e pergunte a opinião dele, entenda a sua fase atual, lembre-se do quanto mexeu o corpo ao longo da vida. Tudo isso conta.

Vamos supor que você queira aprender a pular corda. Você precisa de estrutura física e algumas habilidades específicas. É uma atividade complexa, que requer diferentes adaptações, e você vai ter de começar com muito cuidado. Pode até ser que antes de partir para a corda, você tenha que fazer treinos com saltos, movimentações coordenadas de pernas e braços, que precise de ativações para entender como anda o seu equilíbrio. Provavelmente, não vai dar para sair pulando corda feito pugilista logo de cara, mas com paciência, disciplina e treino é possível aprender. Sempre. O mesmo vale para modalidades e exercícios de diferentes exigências físicas: pense no caminho para chegar ao seu objetivo. A conquista está no processo. Não pense somente no começo ou no fim. Valorize o processo, a aprendizagem, os pequenos avanços. Toda evolução é assim. Todo mundo, de qualquer idade, está fazendo algo pela primeira vez.

Fácil, não é. Mas é possível. Com o passar do tempo, nosso corpo perde massa muscular e a qualidade dos ossos diminui. Perdemos equilíbrio e estabilidade. Perdemos capacidade aeróbica. Nossos parâmetros de frequência cardíaca mudam. Perdemos mobilidade e funcionalidade do corpo. Perdemos agilidade e força excêntrica, aquela que nos ajuda a parar rapidamente e a nos sustentar.

A boa notícia é que a atividade física só traz benefícios para o processo de envelhecimento. Quem faz exercícios regularmente aprende a cair, tropeça e não cai (com exceções, naturalmente), consegue se locomover em diferentes tipos de terrenos, encara subidas, descidas, costuma ter mais resistência. Fazer exercícios físicos também ajuda as pessoas mais velhas a se manterem móveis e flexíveis, o que é fundamental para que possam ir e vir com independência e altivez. O exercício as deixa mais seguras, mais confiantes, e isso se reverte em coragem. Coragem, inclusive, para enfrentar a vergonha ou a timidez de começar uma atividade numa sala cheia de gente mais nova e teoricamente mais preparada. Teoricamente porque tem um monte de gente de 60, 70 e até 80 anos dando um baile de vitalidade nos jovens que se valem do vigor da idade, mas ainda não entenderam que a conta de uma vida sedentária chega, cedo ou tarde. Não tenha vergonha de não acompanhar o ritmo, de ter que fazer menos repetições ou colocar menos carga, de pular alguns movimentos porque esqueceu a coreografia. Lidar com as limitações também é fundamental para que a velhice siga da melhor maneira possível.

6
PERFEIÇÃO NÃO EXISTE

Não espere o dia ter 30 horas, a grana aparecer, as quadras do lado da sua casa estarem em perfeito estado ou até mesmo existirem: o cenário esportivo no Brasil é de carência pura e se a população tiver que esperar por estímulos espontâneos estará fadada ao sedentarismo. Na sua realidade, na sua história, no bairro onde você mora, nos lugares que frequenta, o que é possível fazer para mexer o corpo?

Tem gente que acha que praticar atividade física é exclusividade de quem paga um clube ou "escolinha", ou de quem tem condições de entrar numa academia de ginástica. Há quem tenha dinheiro e tempo, mas não se ache capaz de experimentar ou se dedicar a determinado esporte por incapacidade, insegurança, vergonha ou medo.

Entre os praticantes de atividade física, existem três perfis bastante comuns. Conhecê-los pode te incentivar a escolher algum deles para sair da inércia, se esse for o seu objetivo, ou se alguém que te ama ou um médico preocupado e zeloso com a sua saúde já te advertiu.

1. Indivíduos que treinam para ser ativos e saudáveis.

2. Grupo dos que malham para evoluir (ou seja, estabelecem metas bastante específicas para um rendimento crescente).

3. Os mais audaciosos, que gostam de competir (consigo mesmo e com os outros).

Um adulto costuma escolher uma atividade de acordo com

suas preferências e/ou necessidades. Ele opta por uma atividade física porque gosta, tem afinidade, quer sentir prazer, porque lhe foi recomendada depois do *check-up* médico ou após um susto clínico de maior ou menor grau. Essa pessoa tem suas predileções: gosta de dançar, estar na água, fazer algo sozinha ou em grupo, ser mais ou menos paciente para movimentos mais técnicos, gosta de silêncio ou de barulho. Uma mulher que acabou de ser mãe pode querer voltar logo às atividades mais intensas ou preferir algo mais meditativo. Um esportista competitivo pode estar parado por causa de alguma lesão e precisa buscar algo que o mantenha condicionado, mas que não piore o seu quadro clínico atual. Aquele que queria evoluir mudou de emprego, de horários, de cidade, vive viajando e não consegue estabelecer uma rotina. Outra pessoa pode estar muito triste e recebeu recomendação médica de fazer atividade física em grupo. Um casal pode estar pensando em ter um filho e acha que precisa estar mais preparado fisicamente para conseguir aproveitar as diferentes fases da criança. Um sujeito pode desejar fazer uma viagem que demandará longas horas de caminhada e sabe que é fundamental estar preparado fisicamente. Seja qual for o momento, é fundamental ter muito claro o objetivo desejado com a atividade física.

Para qualquer iniciante há um longo caminho de evolução. Quem está parado responde rapidamente a qualquer estímulo quando começa a se exercitar. É mais difícil aperfeiçoar a qualidade técnica de alguém que já explorou todos os limites e provavelmente já atingiu o auge em desempenho do que de um novato. Em um nível mais avançado, o esportista entra na fase em que precisa fazer coisas que não são as suas prediletas para progredir naquela modalidade. Por exemplo: um ciclista ou um corredor quer começar a treinar judô. Nem pedal, nem corrida dão a ele a flexibilidade necessária para desempenhar movimentos no tatame. Nesse novo treino, ele será submetido a exercícios de flexibilidade e mobilidade que podem ser chatos, mas serão fundamentais nessa nova fase. Quem quer jogar vôlei precisa de potência, impulsão, explosão. Para saltar e cortar, terá de aperfeiçoar a coordenação motora. Obrigatoriamente, quem busca evolução e variedade de movimentos precisa também treinar o que não quer e o que não gosta.

Você pode começar a fazer algum exercício sem nenhuma expectativa e passar a gostar daquele novo hábito. Tenha paciência. Dê o mínimo de tempo para que os hormônios animadores liberados durante a prática esportiva possam te convencer de que dá, sim, para ter prazer naquilo que você escolheu. Também não tenha preconceito com os tipos de exercício nem caia em modismos. Praticar a atividade física da moda pode te fazer descobrir algo surpreendentemente prazeroso. Mas também pode te afastar de uma vida menos sedentária se o exercício "do momento" não for do seu agrado e até mesmo te causar repulsa.

Vamos ficar com o primeiro cenário: você deu tempo ao tempo, o corpo reagiu bem aos estímulos do exercício, entendeu os movimentos, você conheceu gente nova, o

treinador é ótimo, rolou até
paquera com alguém da turma. Esse entorno pode ajudar
bastante e te tornar fiel à atividade. A partir disso, você pode querer
progredir naquela prática esportiva.
Não quer só melhorar, quer resultados
mais desafiadores, mudança no corpo, cargas mais pesadas, movimentações complexas.
Quer surfar ondas grandes, experimentar um nível mais avançado de ioga, aprender coreografias
elaboradas, jogar horas seguidas de tênis, correr
mais longe ou mais rápido, subir montanhas, pedalar quilômetros. Não importa o que será, o importante é ter um objetivo, mesmo que seja movimentar o corpo por orientação médica, e não
apenas uma vontade pessoal. O alvo tem de
estar muito bem definido para que a conquista
seja possível. Criar metas inalcançáveis, restringir a atividade à contagem de calorias,
ter vergonha de tentar fazer algum movimento, ignorar as orientações técnicas ou pegar a receita do vizinho
podem te frustrar e fazer desistir,
seja por desinformação, desinteresse ou impaciência.

É essencial também entender o que uma nova rotina exigirá de você do ponto de vista físico e mental. Será necessário prestar mais atenção no que come e bebe, se se hidrata o suficiente, como se relaciona com o sono, o trabalho e o descanso. É necessário dividir os horários, lembrar seus compromissos pessoais e familiares, considerar a vida social e as obrigações corporativas. Dedicar-se a uma atividade física ou um esporte não tem nada a ver com abdicar de tudo e de todos, tornar-se antissocial, não ter tempo ou desejo por mais nada.

Contudo, não adianta querer uma coisa e estar em outro caminho. A orientação de profissionais da área também faz bastante diferença: por mais que uma pessoa seja disciplinada, ter uma planilha para curto, médio e longo prazos pode garantir a conquista desejada. Nessa planilha entra tudo: idade, sexo, fase hormonal, condicionamento físico atual, estado de saúde, tempo disponível, familiaridade com a prática esportiva escolhida, disposição e paciência para aprender, interesse e desejo. Uma coisa é ter o hábito de correr cinco quilômetros e querer aumentar a distância, por exemplo. Outra é sair do sedentarismo para virar maratonista logo de cara. Para cada indivíduo, um treino. Somos diferentes, então os planejamentos também serão. Na piscina ou no mar é a mesma coisa: quem quer aperfeiçoar seu rendimento, estender o percurso ou melhorar braçadas e pernadas precisa estabelecer um treino de acordo com esses objetivos. É diferente de quem quer apenas cair na água e nadar para soltar o corpo, se sentir melhor, relaxar, manter o mínimo de condicionamento para ser saudável e ativo. Nos dois casos, porém, o nadador precisa saber o que vai fazer naqueles dias em que entra na água, por quanto tempo vai nadar, qual frequência cardíaca pretende manter etc. Saber seu próprio objetivo, sem neura, mas com foco, mesmo que seja uma atividade mais despretensiosa, é fundamental.

Para uma pessoa se dedicar a uma atividade física ou a um esporte ela precisa, obrigatoriamente, de uma planilha? Independentemente do perfil de quem se exercita, todos precisam de um planejamento de rotina, de determinadas sequências de treino, de tempo de descanso.

Para prevenir lesões, é necessário tomar cuidado com aumentos de carga, volume, séries. Não é porque uma pessoa tem mais traquejo com atividade física que vai se machucar menos, que vai pular etapas básicas de treinamento. Não pode. Mesmo quem "só faz academia", "só dá uma corridinha" ou "só bate uma bolinha" precisa se planejar. Quem costuma pular de galho em galho, participando de todas as aulas oferecidas na academia sem entender o que está fazendo, com rotinas diversas para emagrecimento e metas sem uma estratégia definida geralmente sai frustrado.

Também se deve evitar aquela história de não caminhar quando chove, não nadar quando está frio, deixar de dançar quando muda o professor ou não lutar com um adversário diferente. Essa atitude compromete um planejamento de longo prazo. Quem cede a pequenos percalços não consegue enxergar o que deu errado e pode acabar desistindo de se exercitar.

Ir ao mesmo parque por anos para praticar atividade física ou fazer tudo sempre igualzinho não está errado, mas limita. Os estímulos são sempre os mesmos para a musculatura, os sistemas energético e neural, o cérebro, as conexões nervosas, os tipos de fibras, o tempo de resposta. Ao fazer sempre a mesma coisa – acordar, calçar o tênis e sair correndo –, restringe-se a possibilidade de ganhar e aperfeiçoar capacidades. Qualquer variação é bem-vinda. No caso específico da corrida, é possível variar os tipos de terreno (areia fofa, asfalto, terra, cascalho), mexer no ritmo (mais veloz, mais lento, intercalando os dois), acrescentar subidas e descidas ou mudar a direção do percurso.

Ter controle e noção do que é um treino forte, moderado e fraco também é importante para a manutenção e a evolução na atividade física. Às vezes, um esportista se sente superbem e acaba abusando dos ritmos de treino. Em uma, duas ou quatro semanas, pode ser que seu organismo não dê indícios, mas a chance de a conta chegar, mais cedo ou mais tarde, é enorme. Estudos mostram que o corpo precisa de adaptações lentas e gradativas e que incrementos modestos de ritmos de treinos garantem eficiência e segurança. Uma pessoa que corre cinco quilômetros provavelmente será capaz de correr dez num curto espaço de tempo, mas se ela dobrar a conta em poucos dias, corre o risco de se machucar. E quem se machuca precisa parar, recuperar-se, e só depois voltar aos treinos.

 É importante ressaltar que ter uma planilha não tem nada a ver com ser bitolado: esse recurso existe para orientar, guiar, direcionar e estabelecer prazos. A planilha indicará em qual semana o treino será mais puxado, e é justamente nesse período que você estará mais cansado. Mas também saberá que precisa fazer força para progredir. Se a planilha mostra que logo depois virão dias de treinos mais leves, a sequência puxada faz mais sentido e você se sente mais seguro para cumprir o planejamento completo.

Para quem se pergunta se uma modalidade atrapalha outra, ou o que deve fazer primeiro numa rotina de treinos: defina seu objetivo. Por exemplo, alguém que coloca na cabeça que quer pedalar, correr e fazer fortalecimento. Para que fazer tudo isso de uma vez? Quer começar um triatlo? Potencializar a perda de peso? Não é errado se dedicar a várias modalidades de uma vez, mas quando não se planeja, tudo fica mais complicado. Se o objetivo for, por exemplo, perder peso, é preciso também analisar a quantidade e a qualidade do que se come, o quanto se dorme, analisar a massa corporal etc. Assim como é necessário lembrar que as adaptações musculares e articulares em atividades aeróbicas acontecem em tempos diferentes: entre 4 e 8 semanas para músculos e de 8 a 12 semanas para articulações. É por isso que tendinites e lesões articulares e ligamentares costumam aparecer quando a pessoa está começando. A prática de atividades físicas variadas costuma funcionar para fazer perder peso, mas não porque se trabalham diferentes grupos musculares,

como muitos afirmam, e sim
porque quanto mais o corpo
se mexe, maior é o consumo de
energia e maior é o gasto calórico
basal – que é o que o organismo consome em repouso, sem fazer nenhum
esforço. Quanto mais uma pessoa treina, mais ela aumenta o gasto quando está em repouso. No remo, por exemplo, apesar de o esportista estar sentado, ele utiliza diferentes grupos musculares para além dos braços e consome muita energia. Um praticante de *stand up paddle* está parado de pé na prancha, mas a instabilidade provocada pelo balanço da água faz o corpo todo trabalhar – além do gasto de energia com a remada em si.

Ainda sobre a variação de atividades, quanto maior a vontade de experimentar, melhor. Movimentos orgânicos e cíclicos como a corrida, por exemplo, não ajudarão a desenvolver coordenação motora, agilidade, flexibilidade, nem potencializar o fortalecimento da musculatura mais profunda – mesmo em corredores fantásticos. Já quem pratica *crossfit* e é estimulado a movimentações diversas e complexas estará mais preparado para diferentes tipos de atividades. Quanto mais uma pessoa se expõe a movimentos diferentes, mais preparada ela fica para encará-los. Contudo, se a pessoa tem pavor de piscina, não adianta estar preparada: ela precisa buscar auxílio para perder o medo de entrar na água, familiarizar-se com o ambiente e começar a arriscar alguns movimentos de natação.

Levar em conta as particularidades individuais também é condição fundamental para se obter o sucesso desejado. Sem radicalismos ou neuroses, respeitando o estado mental e físico. Não dá para separar o treino daquilo que está acontecendo agora na sua vida.

A PERFEIÇÃO DA PERFEIÇÃO QUE NÃO EXISTE

Entre executivos e profissionais liberais apontados como bem-sucedidos pelo "padrão de sucesso corporativo mundial" é quase unanimidade a prática de algum esporte.

E quanto mais performance, melhor! Muitos fazem maratonas, são triatletas, jogam tênis, se enfiam em travessias mundo afora... e treinam. Treinam muito. Mas como conseguem dedicar corpo e mente para uma maratona, um triatlo, uma escalada ou uma expedição com tanto trabalho e perrengues para resolver na empresa?

Nessa turma não falta grana, mas sobra estresse. Esse pessoal normalmente preza por uma alimentação equilibrada e balanceada, usa suplementos adequados para o seu perfil, tem horas de sono contadas no relógio, abre mão de encontros sociais, evita bebidas alcoólicas e treina. Aqui, a planilha é preenchida nos mínimos detalhes e as satisfações aos treinadores costumam ser diárias, pois mentir, falhar ou esquecer pode comprometer o resultado final. É claro que existem amadores altamente competitivos autodidatas, que não gostam ou não têm ninguém para dar satisfação. Mesmo assim, se não seguirem o planejamento adequado com todas essas variáveis, certamente não alcançarão o limite máximo.

Também faz diferença ter acesso a fisioterapia preventiva, técnicas de soltura miofascial, massagens esportivas, manipulações e atividades complementares de fortalecimento, resistência, mobilidade e flexibilidade. Qualquer atividade ou esporte executado em alta performance demanda tanto o treino específico como o global. Esses atletas têm programações semanais divididas em micro, meso e macrociclos. Em cada sessão de treino eles realizarão uma parte inicial preparatória geral, uma específica, o treino principal e a volta à calma. Quem visa alcançar e até ultrapassar os próprios limites, incluindo o amador competitivo, precisa desse esquema. Se começar a chegar atrasado, se pular o aquecimento, se achar que pode ir direto para o treino principal, provavelmente comprometerá o planejamento e o resultado. Tem gente disposta a burlar o esquema planejado e mesmo assim obtém bons resultados. No entanto, certamente os resultados seriam ainda melhores caso fizesse tudo dentro do protocolo.

    Um esportista de alto rendimento costuma fazer uma sessão de aquecimento que leva de 30 minutos a uma hora. Alguns fazem mais do que isso. E tanto faz se a competição ou o treino principal daquele dia dura segundos, minutos, poucas ou muitas horas. O aquecimento bem feito faz diferença em todos os níveis: se você for caminhar com uma amiga, deve fazer um aquecimento antes (com ou sem a amiga). Essa prática serve para despertar o corpo, avisá-lo que você vai precisar dele de uma determinada forma e por certo tempo. É fundamental para um melhor rendimento e prevenção de lesões.

Voltando às executivas e aos executivos "faca na caveira", é importante falar sobre *overtraining*. Conforme discutido no capítulo "Quanto mais cedo, melhor", trata-se de um esgotamento provocado pelo excesso de treino, pela execução de atividades acima dos limites que o corpo consegue suportar. Isso acontece muito mais do que se imagina e envolve aspectos fisiológicos, nutricionais e emocionais. Não dá para separar corpo e mente quando se discute esse tipo de diagnóstico.

O *overtraining* também está relacionado diretamente com a fase da vida, com o desrespeito ao descanso e com a incapacidade de recuar. Quando se trata de alguém que está testando seus limites em altíssimo grau, pode ser muito tênue a linha entre chegar lá e ultrapassar o topo. Treinadores costumam perceber com certa facilidade quando um atleta sofre *overtraining*: ele não consegue cumprir a planilha, está sempre exausto e irritado, não dorme direito, não se sente recuperado após os dias de descanso, sente fortes e ininterruptas dores musculares, começa a sofrer lesões ou demora muito para se curar delas, fica desanimado, irritado, passa a duvidar da própria capacidade e até do interesse na modalidade. Quando atinge esse grau de esgotamento, o atleta precisa recuar, diminuir volume e intensidade dos treinos e até mesmo dar um tempo para que corpo e mente possam se reorganizar. Psiquiatras esportivos costumam dizer que quanto mais perfeccionista, ansioso e frágil emocionalmente for um atleta, maiores as chances de chegar ao *overtraining*.

Mas quem não atua no limite e não tem ambição será capaz de atingir seu ápice? Não é bem assim. Tem gente com menos capacidade técnica e fisiológica que acaba chegando mais longe porque se relaciona de forma mais saudável com desafios e metas, sem exagerar.

Os benefícios da movimentação corporal, como dissemos, vão muito além dos ganhos físicos: eles mexem, e muito, com o cérebro. E, no mundo corporativo, esses benefícios mentais são muito vantajosos no dia a dia do trabalho, porque se relacionam com características valorizadas em profissionais em posição de liderança. As substâncias liberadas aos montes quando se pratica atividade física invadem diferentes sistemas do organismo e contribuem para sensações e aprendizados. Como dissemos anteriormente, a endorfina e a serotonina, por exemplo, causam satisfação, alegria e prazer, ajudam a reduzir o estresse e a ansiedade e potencializam as capacidades de raciocínio rápido e memorização. Mexer o corpo também faz aumentar o fluxo sanguíneo, fornecendo oxigênio e glicose para a execução de tarefas com demandas de atenção e concentração mental. Atividade física intensa potencializa a produção e a liberação de hormônios que atuam nas sinapses, a comunicação entre as células cerebrais. Treinar também ajuda no controle inibitório, capacidade cognitiva do ser humano de parar, organizar o raciocínio e evitar respostas e atitudes impulsivas e automáticas (muito bem-vinda e fundamental nos dias de hoje, inclusive). Exercícios aeróbicos intensificam significativamente o fluxo sanguíneo para o hipocampo, área do cérebro responsável pela aprendizagem. Manter-se em movimento também contribui para a flexibilidade cognitiva, a popular "arte de se virar" caso algo planejado não tenha saído como o esperado.

E lembrando: atividade física e nutrição estão interligadas. Estudos são categóricos: quanto mais natural, variado e equilibrado for o seu prato, melhor. O que isso significa? Evitar alimentos industrializados (aqueles prontos, congelados ou resfriados, que você não sabe como foi preparado e que carrega um monte de conservante para durar tempos na geladeira ou no congelador), usar e abusar de verduras, legumes, hortaliças e frutas de diferentes cores, ingerir diferentes tipos de alimentos (proteína, gordura, grão, carboidrato) e prestar atenção na quantidade. Quanto mais serena for sua relação com a alimentação, melhor. Quem pratica atividade física costuma ficar mais atento e mais zeloso com isso, mas você não precisa virar aquela pessoa chata que não come nada, muda todos os cardápios, sempre tem uma observação inconveniente quando vai comer na casa de alguém ou está num restaurante. Precisa, sim, prestar atenção no que ingere, mas não deve abrir mão de *tudo* o que gosta de comer, receitas que tem a ver com seus antepassados, sua rotina, suas emoções.

Atletas amadores e de alto rendimento precisam seguir uma planilha nutricional com a inclusão de suplementos necessários para os seus volumes de treinamento. Para esse público, cumprir isso à risca é fundamental. Mas para quem apenas busca um estilo de vida saudável, é possível relaxar um pouco, embora observar a qualidade e a quantidade do que ingere ainda seja essencial para que o corpo permaneça em harmonia e não caia no "efeito sanfona". O fundamental é tirar as pessoas da zona de risco da obesidade e das doenças que surgem ou que se agravam quando o organismo desanda. Estabelecer uma rotina alimentar saudável de acordo com seu estilo de vida, programar minimamente o cardápio da semana e entender como as comidas são preparadas são medidas simples e eficazes.

Comer com mais cuidado acaba sendo muito importante para quem leva uma vida ativa e movimentada. Quem acabou de fazer um treino pesado ou está ralando para chegar nas medidas que deseja pensará duas vezes antes de se entupir de um alimento calórico. O praticante de atividade física costuma ficar mais seletivo e exigente com a qualidade do que come. Ele passa a se dar conta de que aquele pudim adormecido da padaria talvez não seja uma boa ideia, é melhor guardar a vontade para algo delicioso cujo preparo e procedência ele pode confiar. Questionar-se sobre se quer mesmo comer ou beber aquilo naquela hora costuma ser eficaz. Aquela velha história de se achar merecedor de tudo, sempre, todo santo dia, não rola: "Terminei aquele trabalho, estou estressada, mereço comer esse brigadeiro", "Fiquei a semana inteira sem beber e agora mereço encher o caneco", "É impossível assistir a um filme sem um balde de pipoca e um copão de refrigerante! E eu mereço". Preste atenção nesses prêmios aparentemente inofensivos e cuide para que sejam exceções, e não regras, na sua rotina alimentar.

Outra orientação de nutrólogos e nutricionistas é que as pessoas conheçam minimamente os grupos alimentares, os tipos de alimentos e o papel de cada um. Se a pessoa acha que o carboidrato está apenas no arroz, no macarrão e no pão, pode acabar se entupindo, sem saber, de frutas ricas em carboidratos. Há quem abuse da quantidade de produtos integrais por imaginar que são pouco calóricos (o que não é real). Consome fibras para ajudar no funcionamento do intestino, mas esquece de beber água, comprometendo o resultado final. Ingere muito mais proteína do que o corpo é capaz de absorver numa única refeição. Usa vitaminas e suplementos de diferentes tipos sem saber se de fato precisa deles. Faz substituições sem pé nem cabeça, como salada cheia de molho industrializado, batata palha e torta entupida de recheio, achando que está abafando. Muitas pessoas se arriscam em dietas inconsequentes e ineficientes porque viram uma "musa" de sei lá onde dizendo que ficou linda daquele jeito com aquela receita. Privam-se de um jantar equilibrado e consomem "apenas" duas bisnaguinhas com requeijão e um copo de leite. Bebem suco de açaí como se fosse água no meio do treino achando que vão bombar.

Informe-se sobre nutrição com gente séria. *Fake news* é uma pandemia também na saúde e tem deixado profissionais da área de cabelos em pé.

7
ATIVIDADE FÍSICA É UM SANTO REMÉDIO

A atividade física é a principal aliada da saúde, seja para prevenir doenças, seja para tratá-las de forma mais eficaz. Quem mexe o corpo fica mais distante da obesidade e longe do sedentarismo – problemas que assolam o mundo, rico ou pobre. Fatores de risco como pressão alta e doenças como diabetes podem ser prevenidos ou controlados com a prática esportiva.

Vários tipos de câncer podem ser evitados também. Os hormônios liberados durante e após a atividade física nos garantem sensações e estímulos capazes de nos fazer ter mais alegria, ânimo, vontades, desejos e capacidades emocionais. Mexer o corpo ajuda a combater o estresse e a regular o sono. Exercício é um santo remédio! E é de graça.

Diferentes estudos já mostraram que quem pratica atividade física não só sente menos dor como convive melhor com ela. Nosso corpo é como uma máquina: se ficar desligado, enferruja e caduca. Ossos, músculos e articulações são desenhados para se movimentarem, juntos. Não à toa, ficam mais fortes, potentes e lubrificados quando nos exercitamos e mais frágeis, cansados e rígidos quando paramos de nos mexer. A contração muscular produz substâncias anti-inflamatórias, como opioides naturais, que agem localmente e em todo o corpo através da corrente sanguínea, auxiliando no funcionamento de órgãos e na regulagem da dor. O que a ciência sugere é que esse efeito anti-inflamatório depende mais da intensidade que do tipo de exercício. Exercícios de força, com sobrecarga e treinos aeróbicos de moderada a alta intensidade costumam ser mais eficazes, mas qualquer estímulo para o corpo está valendo no combate à dor.

E aquela dor que aparece durante a prática esportiva, horas depois ou no dia seguinte? É uma dor natural, um efeito inerente à inflamação provocada pelo exercício, mas quanto mais você se mexe, menos sente. Com relação aos níveis de pressão arterial e frequência cardíaca de um sedentário e de uma pessoa que pratica atividade física regularmente: sem condicionamento, tudo sobe; com condicionamento, tudo baixa.

O exercício físico também dá conta daquelas tensões musculares e emocionais crônicas que atormentam tanta gente. A tensão muscular costuma ser fundamentalmente fruto de má postura, uso excessivo de *tablets*, *smartphones* e *laptops*, além de inatividade e níveis de ansiedade e estresse elevados. Sentir dores nas costas, no pescoço, na região da lombar, nos braços, nas pernas, nos joelhos é muito comum e acomete cada vez mais gente no mundo inteiro. Aqueles nozinhos que a gente consegue apalpar facilmente com as mãos e as contraturas musculares mais generalizadas que bloqueiam e atrapalham movimentos diários viram hospedeiros no corpo humano e levam muita gente a desenvolver problemas crônicos graves. O estresse, por si só, aumenta a espessura das fibras musculares, que ficam mais comprimidas e tensas pela falta de relaxamento. Os músculos convivem com células inflamatórias e acabam sofrendo um desequilíbrio entre aporte de nutrientes e energia. Pequenos nódulos de tensão podem inflamar diferentes regiões e a pessoa só percebe que eles estavam ali, anos e anos a fio, no dia em que "trava", a ponto de não conseguir se mexer. Casos como esse, inclusive, costumam afetar mais quem é sedentário, que nem percebe os bloqueios do corpo por falta de movimento.

Ninguém aguenta passar o dia sentindo dor, sem posição possível em pé, sentado ou deitado. Ao sentir dores musculares, não saia por aí se automedicando e se entupindo de relaxante muscular, analgésico anti-inflamatório. Usar bolsa de água quente ajuda porque melhora a circulação, assim como fazer automassagens (com bolinhas de tênis, rolinhos de liberação miofascial e manipulações) solta a musculatura e alongar o corpo com qualidade e consciência diminui a hiperativação crônica do músculo.

Dor é uma coisa, tensão é outra. No fim das contas, ambas podem levar o indivíduo a um estado de prostração, infelicidade e desesperança. É por isso que psicólogos e psiquiatras prescrevem a prática de atividade física para quem sofre de transtornos de ansiedade e depressão. Parece impossível imaginar alguém nessa situação saindo para praticar um exercício. De onde tirar forças? Por onde começar? Que tipo de atividade é ideal? Tudo depende do estado atual do paciente e deve ser analisado e orientado por um médico. Não existe receita: cada caso é único e exige protocolo específico.

O fato científico e inquestionável é que mexer o corpo faz o cérebro liberar neurotransmissores que ajudam o indivíduo a se sentir melhor. Como já dissemos, as endorfinas dão uma sensação de bem-estar e aliviam as dores. A serotonina atua na estabilidade emocional e ajuda a potencializar a concentração e o foco. A dopamina é uma espécie de mediadora dos mecanismos de prazer e recompensa.

O paciente é convidado a experimentar diferentes possibilidades de movimento para sentir qual combina mais consigo naquele momento. Só de ter uma rotina de atividades físicas, um compromisso, uma meta, um desafio, o cérebro já foca em outras questões, e isso pode ajudar demais no tratamento psicológico. Para que os hormônios sejam liberados e surtam os efeitos terapêuticos necessários, os médicos sugerem atividades aeróbicas como caminhar, correr, dançar, nadar, pedalar por pelo menos 15 a 20 minutos. Esse cenário é o ideal, mas quando se fala em depressão, ansiedade e outras síndromes da vida moderna, qualquer mudança positiva e saudável no dia a dia já faz uma enorme diferença.

Deve-se tomar cuidado com metas ousadas demais e com comparações "incomparáveis" – aliás, toda comparação costuma ser perversa. Prestar muita atenção na vida do outro, no trabalho, na profissão, no corpo, nos filhos, na conta bancária ou nas viagens que ele faz não ajuda em nada o processo de cura. Foque em você, estabeleça seus parâmetros (atuais) e aja no que é capaz de realizar. Quando deitar na cama, lembre-se das conquistas de mais um dia e tente descansar o máximo possível para que o dia seguinte seja produtivo também.

A atividade física mexe especialmente com dois importantes moduladores do sono: a adenosina e a melatonina. A primeira é acumulada ao longo do dia e dá aquela sensação de cansaço. É por isso que, depois de dormir, nos sentimos descansados, e quando não temos uma boa noite de sono acordamos com uma sensação estranha. A melatonina é um hormônio ligado ao ciclo circadiano, o popular "relógio biológico", e age no apagar das luzes. Funciona assim: quando começa a escurecer, ela vai avisando o organismo que está chegando a hora de parar. A maior produção de melatonina ocorre quando estamos no auge do sono, e vai baixando à medida que o dia vai raiando. Praticar atividade física regularmente ajuda a organizar o sono e a reparar o cansaço. Respeitar esse processo é fundamental para a saúde. É por isso que os médicos especializados nesse assunto repetem que não se deve levar aparelhos eletrônicos (iluminados e barulhentos) para a cama, nem ficar como doido à noite respondendo a todos os grupos de mensagens e e-mails que ficaram sem retorno ao longo do dia, nem dormir com a televisão ligada.

Se o máximo que você consegue incorporar à sua rotina ao deitar é "tomar um remedinho para dormir", atenção: você pode se tornar um dependente químico. Parece exagero, mas não é. Há um consumo desenfreado de medicamentos controlados, tarjas pretas, vendidos sem receita e fiscalização. Neurologistas alertam para a gravidade dos efeitos colaterais dos medicamentos "para dormir", particularmente na população mais velha, como o comprometimento da cognição e a interferência no processo de consolidação da memória. Também chamam atenção para os riscos de dependência decorrentes do uso contínuo e das superdosagens causadas pela indução da tolerância, quando o corpo entende que aquela quantidade já não é mais suficiente para resolver o problema.

E não são só os medicamentos controlados que preocupam os profissionais da saúde: para combater a insônia, muita gente consome remédios vendidos livremente nas farmácias, prescritos para outros fins (combater enjoos e náuseas, relaxar músculos e estabilizar o humor), pois um dos principais efeitos colaterais é a sonolência.

Existe no mercado uma fórmula sintética da melatonina (aquela que o organismo produz naturalmente durante o sono). Esse medicamento também precisa ser indicado por um médico, mas já caiu na boca do povo e tem sido usada de maneira irresponsável. Tanto para a insônia como para o tratamento da abstinência de remédios para dormir, a ciência indica a prática regular de atividades físicas. É de graça. É saudável.

O uso de remédios para emagrecer também assusta profissionais de saúde no mundo todo. Uma coisa é a pessoa ser obesa, hipertensa, diabética; outra é estar um pouco acima do peso. Médicos esclarecem que anfetaminas e diferentes inibidores de apetite podem ser eficazes para determinados grupos, mas completamente desnecessários e arriscados para outros. Esses fármacos atuam no sistema nervoso central mandando a informação de que o corpo está saciado.

Nesse mesmo processo há um aumento da liberação de hormônios que reduzem não só a fome, mas também o sono, podendo causar um estado de agitação psicomotora. Entre outras possíveis reações adversas já relatadas em estudos estão arritmia cardíaca, ansiedade, distúrbios psicóticos, transtorno obsessivo compulsivo (TOC) e dependência química.

Há quem prefira acreditar em tratamentos alternativos com fórmulas "naturais" de emagrecimento. Ouve do parente, do vizinho ou de um estranho na academia que tal tratamento "natural" fez efeito e se anima. Vai a uma farmácia de manipulação e manda ver na dosagem "indicada". Médicos voltam a alertar: essas fórmulas supostamente naturais costumam combinar uma série de medicamentos, como diuréticos, laxantes e até hormônios. São, portanto, contraindicadas e também podem levar à dependência.

Se você não é adepto a remédios, mas não vive sem aquela dieta restritiva da moda, atenção: o organismo humano perde peso com facilidade e costuma ganhar peso com mais facilidade ainda. Isso ocorre porque temos a capacidade de armazenar tudo (sempre!). Quando uma pessoa passa uma semana comendo apenas um tipo de alimento, ou quando limita drasticamente as calorias, provavelmente consegue emagrecer muito rápido, mas dificilmente conseguirá manter o novo peso. Primeiro, porque ela não vai (e nem pode) passar a vida toda naquela penúria. Segundo, porque seu organismo passará a atuar numa espécie de maratona pela sobrevivência, desorganizando e confundindo hormônios, sistemas, ações e reações. Terceiro, porque tudo o que for ingerido, mesmo que em poucas quantidades, será absorvido e estocado – o organismo entende que não tem comida e segura tudo o que recebe.

Portanto, para aqueles que não têm uma condição mais séria ou complexa de saúde que requeira tratamento específico (incluindo o uso – sempre orientado – de remédios), adotar o equilíbrio é o melhor caminho. Para prevenir e combater obesidade, hipertensão, diabetes, Alzheimer, transtornos de ansiedade, distúrbios do sono, síndrome de *burnout*, depressão, "efeito sanfona", distúrbios alimentares e de imagem, asma, bronquite, câncer, cardiopatias, AVC, osteopenia, osteoporose, artrite, artrose e inúmeros outros problemas de saúde, a ciência indica a adoção de um estilo de vida saudável que invariavelmente inclui a prática regular de atividades físicas.

CÂNCER E ATIVIDADE FÍSICA

Adotar um estilo de vida saudável é tudo o que se pode fazer para prevenir doenças. Quem se cuida está livre de adoecer? Não. Então, se bons hábitos não garantem saúde irrestrita e infinita, por que e para que adotá-los? Porque além de ficarmos mais fortes e mais imunes, as chances de cura em qualquer tipo de tratamento se tornam muito maiores. Além disso, a altivez que o esporte proporciona acaba sendo definitiva não só fisiologicamente, mas também na capacidade mental de lidar com a doença.

Estudos recentes mostraram que 13 tipos de câncer podem ser prevenidos com a prática rotineira de atividade física. Quem se mexe com regularidade reduz a gordura corporal e coloca o peso em ordem. Diminuir o índice de gordura faz toda a diferença: a ciência já comprovou que a gordura gera uma série de substâncias inflamatórias que são cancerígenas, e a obesidade causa o mesmo efeito. Além disso, na própria gordura existem substâncias que estimulam o crescimento do tumor.

Quem pratica atividade física também costuma sentir menos os efeitos colaterais e responder melhor a diferentes tipos de tratamento contra o câncer. A qualidade de vida melhora, a fadiga física diminui e a capacidade de reação, corporal e emocional, acaba aumentando. Mesmo quem nunca fez nenhum tipo de esporte ou exercício físico será convidado a se movimentar durante o tratamento de um tumor. Essa movimentação deve ser avaliada e orientada individualmente, de acordo com a realidade e o estado físico de cada paciente, mas médicos, psiquiatras, psicólogos, fisioterapeutas e professores de Educação Física especializados em Oncologia são unânimes em afirmar que exercício faz bem.

Entre os 13 tipos de câncer que podem ser prevenidos com atividade física estão o de mama e o de próstata. O primeiro é o tipo de tumor mais comum na mulher: cerca de 70 mil brasileiras são diagnosticadas por ano. Durante a vida, 1 em cada 10 mulheres vai desenvolver a doença. O câncer de próstata afeta 70 mil brasileiros anualmente, sendo o segundo mais comum e o mais prevalente entre homens com mais de 50 anos. Um em cada 6 homens terão o tumor ao longo da vida. O problema está muito mais perto do que a gente pensa e é fundamental falar do assunto não só pela prevenção, mas também para exigir políticas públicas que incluam e acolham indivíduos de todas as idades, com históricos mais ou menos ativos e de diferentes classes sociais. Metade das mulheres tem câncer de mama em decorrência de fatores ambientais (que incluem o estilo de vida), 10% por causa de uma síndrome genética e os outros 40% talvez sejam uma combinação entre a predisposição de algum gene (que os estudiosos ainda não sabem qual é) aliada a questões ambientais. Os números relativos ao câncer de próstata são praticamente os mesmos: a grande maioria dos casos (90%) está relacionada a questões ambientais e predisposições genéticas ainda desconhecidas, e apenas 10% têm relação apenas genética. Ter um parente de primeiro grau com diagnóstico de câncer de próstata dobra a probabilidade de desenvolver a doença. O risco é maior quando esse parente é um irmão e quando há vários casos na família. Homens negros são mais vulneráveis e tendem a desenvolver tumores mais agressivos.

A boa notícia é que adotar um estilo de vida saudável faz

bem e é algo que a gente controla. Ninguém nos obriga a não fazer exercício, comer mal ou ser sedentário. Além da prática regular de atividade física, para a prevenção do câncer é recomendado manutenção do peso corporal, não fumar, não beber (ou ser demasiadamente econômico nas dosagens e na periodicidade), evitar excesso de carnes vermelhas e de alimentos industrializados, enlatados e embutidos, ter parcimônia no consumo de produtos ricos em açúcar e gordura, usar e abusar de frutas, legumes, hortaliças, fibras, grãos e raízes. Dá trabalho, mas não são hábitos caros nem impossíveis de adotar. E valem muito a pena.

Durante o tratamento contra o câncer, os pacientes são submetidos a diferentes métodos e terapias. A falta da atividade física deixa-os mais cansados e desanimados, compromete o condicionamento e altera o volume de massa muscular, tão fundamental para garantir mobilidade e autoconfiança. A debilidade física desencoraja e entristece. Nesse cenário oncológico, assim como ocorre em outros tipos de doenças, há uma insegurança muito grande sobre de onde tirar forças para se mexer e o medo de não conseguir ou se machucar. Para resolver essas angústias, os médicos recomendam doses pequenas de atividade física, respeitando o ciclo de tratamento. Em dias de quimioterapia é comum os pacientes ficarem mais debilitados. Se conseguirem fazer, por exemplo, uma caminhada leve e curta antes da sessão, provavelmente se sentirão mais fortes e confiantes, reduzindo, consequentemente, os efeitos colaterais da quimioterapia.

Se por causa dos efeitos do tratamento só de pensar em levantar da cama ou do sofá já te der aquela sensação desconfortável, mexa braços e pernas ali mesmo, espreguice o corpo, alongue-se, abra e feche as mãos, role no colchão, relaxe o pescoço. Só de prestar atenção no próprio corpo e despertar o organismo, você já se sentirá melhor.

Fisioterapeutas explicam que é comum a postura e as

fibras musculares mudarem e enrijecerem no momento em que a pessoa recebe a notícia da doença. A relação pode ser imediata. Entender os gatilhos do corpo também é fundamental para atravessar esse período difícil e passar pelos diferentes tipos de tratamento, explicam os profissionais. O importante é adaptar suas atividades físicas à atual condição, encarando o tratamento da maneira mais prática e objetiva possível.

Estudos já comprovaram a eficácia da movimentação do corpo para pacientes oncológicos, mas tem mais: levante a mão quem nunca assistiu, leu ou ouviu relatos de pessoas que tiveram ou estão com câncer contando como lidam ou lidaram de maneira "leve" e objetiva com a doença? Elas costumam dizer que "há vida após o diagnóstico de câncer" e que cabe a cada um encontrar a melhor maneira de se relacionar com a doença. Há uma infinidade de grupos que se valem do movimento físico para encarar a nova rotina de modo otimista e proativo.

Além da recompensa pela liberação dos hormônios do prazer, estar em grupo, reconhecer-se no outro, ouvir diferentes histórias e poder dividir as suas traz uma poderosa sensação de acolhimento e encorajamento.

O câncer de mama e o de próstata têm em comum questões culturais e comportamentais que acabam adiando, e por isso prejudicando, diagnósticos e tratamentos. Entre as mulheres, atrapalha a vergonha de tocar o próprio corpo e permitir que profissionais o façam. Entre os homens, por causa do machismo, destaca-se o desconforto psicológico ao realizar o exame de toque retal. Nas duas situações, sexualidade e virilidade acabam se tornando o centro de um debate que deveria ser exclusivamente sobre saúde e prevenção do câncer. Até nisso o ser humano ativo costuma estar um passo à frente: praticar um esporte nos ensina a conhecer o corpo, lidar com ele de maneira orgânica e natural, usar cada parte minuciosamente interligada a nosso serviço.

8
O CORPO NOS LEVA LONGE

Imagine uma pessoa que gostaria de conhecer um determinado lugar, mas descobre que vai ter de andar muito, carregar peso, subir e descer escadas, deslocar-se sem grandes confortos, subir num barco, cruzar um trecho a nado, escalar uma pedra, sustentar o peso do corpo, andar a cavalo, pedalar, remar, atravessar um terreno pantanoso, caminhar na areia, passar por uma ponte elevada e instável.

Imagine, por exemplo, a seguinte situação: uma senhora de 80 anos acaba de perder o marido com quem passou os últimos 60 anos e resolve prestar uma homenagem ao seu grande amor jogando as cinzas dele do alto de uma montanha, mas vai ter que subir até lá.

Seja com muito, pouco ou quase nenhum desafio físico, tudo o que surge na vida de alguém, repentina ou planejadamente, depende do corpo. Os estados físico e mental precisam ser cúmplices. Não tem outro jeito. E as recompensas são muitas.

Um pai fisicamente ativo convida o filho sedentário para uma viagem longa e penosa, sem regalias, facilidades ou conforto e descobre coisas novas sobre o filho, sobre ele mesmo e sobre a relação dos dois que jamais havia percebido. Avó e neta combinam uma fugidinha, estabelecem metas físicas que ambas sejam capazes de cumprir e aprofundam sentimentos de amor, acolhimento e troca.

Praticar atividade física é fundamental para qualquer

pessoa encarar e experimentar tudo o que lhe aparece pela frente. Ela pode até não querer ou não se interessar por nada que lhe tire da zona de conforto, da aparente segurança, mas, ao mudar de ideia em algum momento da vida, se estiver mais preparada fisicamente, será mais fácil superar o desafio (ou, no mínimo, bem menos penoso). O fato é que o corpo não deveria ser um obstáculo. Praticamente todo mundo conhece ou conhecerá alguém que mudou radicalmente a visão limitada que tinha das próprias capacidades e interesses de vida no momento em que descobriu uma doença grave, ou perdeu alguém querido, ou foi demitido, ou levou um pé na bunda. Se nos permite um conselho: não espere ser sacudido. Sacuda você a vida! Tem muita gente explorando o mundo sentada numa cadeira de rodas.

O "sacode" pode começar de diferentes maneiras, mas quando se tem uma meta, um desejo, o processo provavelmente será mais rápido e tranquilo. Planejar uma viagem sozinho, com alguém, com a família, com uma turma de amigos pode ser o início de uma relação de amor com a atividade física. Não comece se boicotando e repetindo mil vezes para si mesmo que não pode, não merece, não tem dinheiro, não tem como. Estabeleça algo que caiba na sua realidade. Quem não tem grana para percorrer o Caminho de Santiago de Compostela, na Espanha, pode cruzar outras rotas mais próximas, no Brasil mesmo. Você não vai ser melhor ou pior do que alguém se fizer diferente. E, por favor, não se paute por redes sociais, perfis supostamente maravilhosos de figuras que você não conhece e que não faz ideia de como vivem.

Viagens paradisíacas, lugares exóticos, mar em azul degradê, bangalôs chiques, casebres luxuosos no meio do nada, chalés fofos no coração da floresta, praias desertas, biquíni-que-combina-com-a-canga-que-combina-com-o-chapéu-que-combina-com-o-chinelo, estações de esqui onde só se chega de helicóptero, safáris repletos de animais selvagens que podem ser alimentados por humanos diretamente do jipe mais sofisticado do mundo, iates exclusivos para mergulhos audaciosos na ilha mais magnífica... E há também os pratos típicos, frutas, sucos, pães, frios, bolos, cafés, saladas, frutos do mar e grãos jamais vistos, sobremesas avassaladoras. Em vez de ficar enfiado com a cara na tela pensando como seria legal se você pudesse estar naquele lugar, vivendo aquela experiência muitas vezes inacessível, vá viver a sua vida, comece a se mexer.

Psiquiatras estudiosos da sociedade moderna alertam para gerações e gerações de pessoas frustradas que estão surgindo por causa das realidades irreais apresentadas nas redes sociais. Quem tem a habilidade de se adequar a diferentes situações e consegue rir de si mesmo costuma canalizar melhor a energia e pode até conseguir realizar sonhos que pareciam impossíveis antes. Nada contra pensar em viagens caras e maravilhosas, pelo contrário! Quem não quer ter o privilégio de desfrutar de algo bacana? Nem precisa ser esse exagero todo relatado anteriormente: há uma infinidade de maneiras de viajar, e o mais importante é cada um ter a oportunidade de conhecer a sua. O que não dá é ficar parado esperando uma herança cair do céu, ganhar na loteria e achar que só rico tem o direito de ser feliz. Todos têm! Sabemos perfeitamente que a desigualdade econômica não dá sequer a alternativa de sonhar para a grande maioria da população brasileira, mas nosso compromisso aqui é tentar ajudar as pessoas a refletirem sobre a própria saúde a partir das viagens do corpo, físicas e mentais. Estar e conseguir se manter saudável e ativo é o primeiro passo para que a vida seja menos complicada. Atividade física não é luxo: é necessidade!

Que tal pensar em alguma coisa que possa te desafiar fisicamente, um pouquinho que seja? Com uma pitada de exigência emocional? Caminhar, por exemplo, é uma atividade natural inerente a qualquer ser humano que não tenha algum tipo de limitação. Há infinitas trilhas, de diferentes distâncias e graus de dificuldade, em tudo quanto é canto do planeta que podem te interessar. Quando a pessoa para, estuda a rota, entende o que existe no entorno e se dedica àquele evento, ela até se esquece de espiar a vida do outro nas redes sociais. Ela está ocupada com a própria vida, e isso faz toda a diferença no curto, médio e longo prazo. Quando finalmente chega o dia de pegar a trilha, a pessoa atravessa aquela enxurrada de sentimentos – desde se vai conseguir cumprir o que planejou até tentar prever como é o caminho – e entende que não tem o controle de tudo, por mais que tenha se preparado para aquela experiência. Pode se sentir mal, enfrentar muito frio ou calor, começar a sentir uma bolha se formar no pé, não ter um banheiro à disposição, ser obrigada a comer algo de que não é muito fã porque é só o que tem, perceber que quanto mais bagagem leva nas costas, mais difícil fica o trajeto... Em compensação, a pessoa disposta a tentar consegue chegar a paisagens deslumbrantes e exclusivas, se dá conta de que estar em silêncio pode ser interessante e educativo, percebe que seu coração está batendo no ritmo que o corpo pede, sente que as pernas estão obedecendo os comandos do cérebro, aprende a ter o mínimo de cuidado com a natureza, se vê obrigada a dividir ou a usufruir da água, da comida, do casaco ou do curativo de um companheiro de aventura.

Reflita sobre sua disponibilidade de experimentar e adquirir condições física e emocional de encarar o desafio. Normalmente, quem gosta ou quem já está acostumado a movimentar o corpo costuma ter mais coragem e interesse por novos desafios. Mas sempre é hora de começar.

Você está preparado ou preparada para qualquer oportunidade que aparecer na sua frente? Suponha que você vai passar o fim de semana na casa de alguém. Lá tem piscina, um campinho de futebol, criança, espaço. Faz dois dias lindos de sol e temperatura agradável. Se você não estiver com o mínimo de condicionamento físico, ou você não conseguirá desfrutar da metade das opções daquele lugar, ou se jogará em todas elas e ficará praticamente sem andar na semana seguinte.

Um casal de amigos te convida para ir à praia e há caiaques disponíveis para todos. Você nunca entrou em um caiaque e fica morrendo de medo e vergonha, na dúvida se vai ou não vai encarar o desafio. Quem sabe não será prazeroso?

A empresa em que você trabalha inventou um acampamento de fim de semana para a equipe vivenciar uma dinâmica em grupo, com provas desafiadoras que exigem maturidade emocional e desempenho físico. O objetivo é submeter os funcionários a um outro ambiente, em diferentes circunstâncias, para todos usufruírem e se entenderem mais como equipe. Certamente o seu chefe não quer descobrir um novo talento olímpico, mas quanto mais preparado fisicamente e disponível você estiver, mais chances terá de se sair bem. Costuma se sentir mais confiante quem está mais apto à atividade física. Confiança gera segurança. Segurança gera empatia. Empatia gera liderança. Quem sabe você não conquista uma promoção?

Ainda no mundo corporativo, quem precisa viajar a trabalho com frequência e passar horas em aeroportos, aviões, trens, ônibus e traslados costuma sofrer bastante com dores nas costas, no pescoço, nas pernas, ter prisão de ventre, problemas vasculares e circulatórios e até mesmo ser vítima do "efeito sanfona". Assim como na manutenção do peso, na atividade física existe um vai e vem parecido: o "treina-não-treina". A cada dia, semana, mês e ano que uma pessoa para de se mexer, ela perde muitos, senão todos, os benefícios fisiológicos, musculares, articulares, motores, cognitivos, energéticos e mentais conquistados quando treinava. Pessoas que viajam bastante pra cima e pra baixo devem tentar manter o mínimo de regularidade em alguma movimentação corporal dentro da sua realidade. Por exemplo, usar (mesmo que por poucos minutos) a academia do hotel, fazer alguns exercícios no próprio quarto, tentar circular o máximo possível a pé ou de transporte público, subir ou descer escadas, não ficar sentado o tempo todo, alimentar-se com equilíbrio, tentar fazer alongamentos para evitar contraturas, tensões e dores musculares, levantar-se no avião e espreguiçar-se sempre que possível. Também é importante prestar atenção no colchão e no travesseiro de onde está hospedado e tentar se acomodar da melhor maneira possível. Não é simples, cansa, incomoda, mas é o único jeito de não se enfiar de vez no sedentarismo. E tem mais: atividade física, alimentação leve e saudável e controle do estresse costumam ajudar bastante no alívio dos sintomas do famoso *jet lag*, expressão em inglês para a descompensação do relógio biológico com a mudança de fuso horário. Os sintomas mais comuns são enjoo, irritação, cansaço e insônia. Para os que pegam avião, os médicos sugerem que o passageiro viaje o mais descansado possível e evite remédios para dormir e bebidas alcoólicas durante o voo. Aliar uma atividade física à viagem a trabalho, ou mesmo de férias, deixará seu período mais interessante.

Imagine ficar de pé por horas no carnaval de Salvador ou no *réveillon* carioca; sacolejando o esqueleto nos shows de danças típicas nordestinas; suando nas escadarias das Cataratas do Iguaçu; encarando os 700 degraus da Torre Eiffel (caso não queira subir de elevador); zanzando mil vezes pra cá e pra lá na Times Square, em Nova York; circundando o Palácio de Buckingham e esperando de pé e com fome a próxima troca da guarda; explorando Berlim de bicicleta ou patinete; bebendo bastante água para encarar sem grandes sustos as altitudes do deserto do Atacama; aprendendo a pôr e a tirar o casaco durante as trilhas da Patagônia; pagando mico nas areias do Havaí tentando aprender a se equilibrar na prancha por um milésimo de segundo dentro da água; experimentando aulas de ioga na Índia em salas quentes e cheias de insetos. Para tudo isso, é necessário estar em dia com o condicionamento físico. Até mesmo para conquistar um amor de verão (ou de inverno), perto ou longe de casa. E não é uma questão exclusiva de aparência! É preciso muita disponibilidade física e mental para acompanhar o ritmo de uma alma gêmea aventureira. A viagem a dois pode ser exploratória, introspectiva, barulhenta, silenciosa, desafiadora, cara, barata, ousada, esportiva, intelectual, radical... Não importa: o corpo é o transporte.

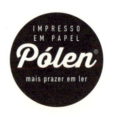

GRÁFICA PAYM
Tel. [11] 4392-3344
paym@graficapaym.com.br